一定要知道的傳染病

資深防疫專家教你守護健康

怖くて眠れなくなる感染症

獨家收錄
新冠病毒肺炎
疫情解說

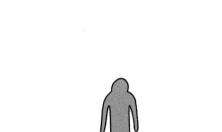

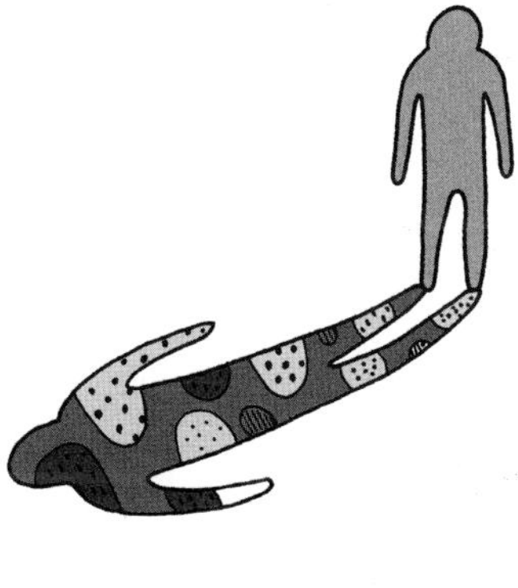

岡田晴惠 著　**黃郁婷** 譯
趙黛瑜（中興大學微生物暨公衛所教授）審定

目錄

前言　認識與我們息息相關的傳染病　006

Part 1

令人毛骨悚然的傳染病

01 伊波拉病毒感染：恐怖的怪病　012
02 MERS：造成大流行的新型冠狀病毒　024
03 茲卡病毒：在烏干達森林深處被發現的病毒　034
04 登革熱：每年約超過一億人遭感染的傳染病　045
05 瘧疾：寄生在人體會破壞紅血球的病原蟲　058
06 梅毒：在年輕世代激增的性傳染病　066

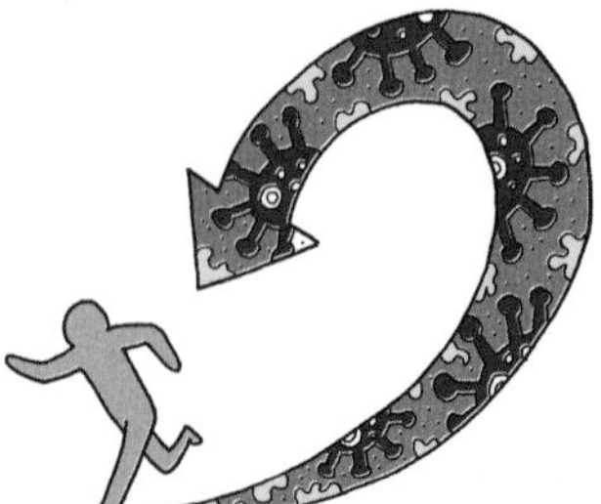

Part 2

改變世界的傳染病

01 鼠疫：中世紀歐洲的黑死病 076

02 霍亂：反覆掀起全球大流行的傳染病 091

03 黃熱病：在非洲大流行的傳染病 103

04 天花：摧毀阿茲提克文明的傳染病 115

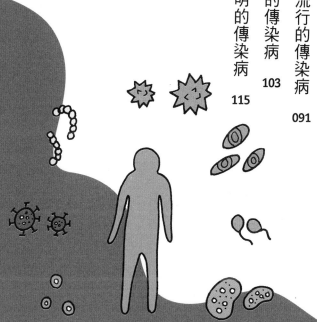

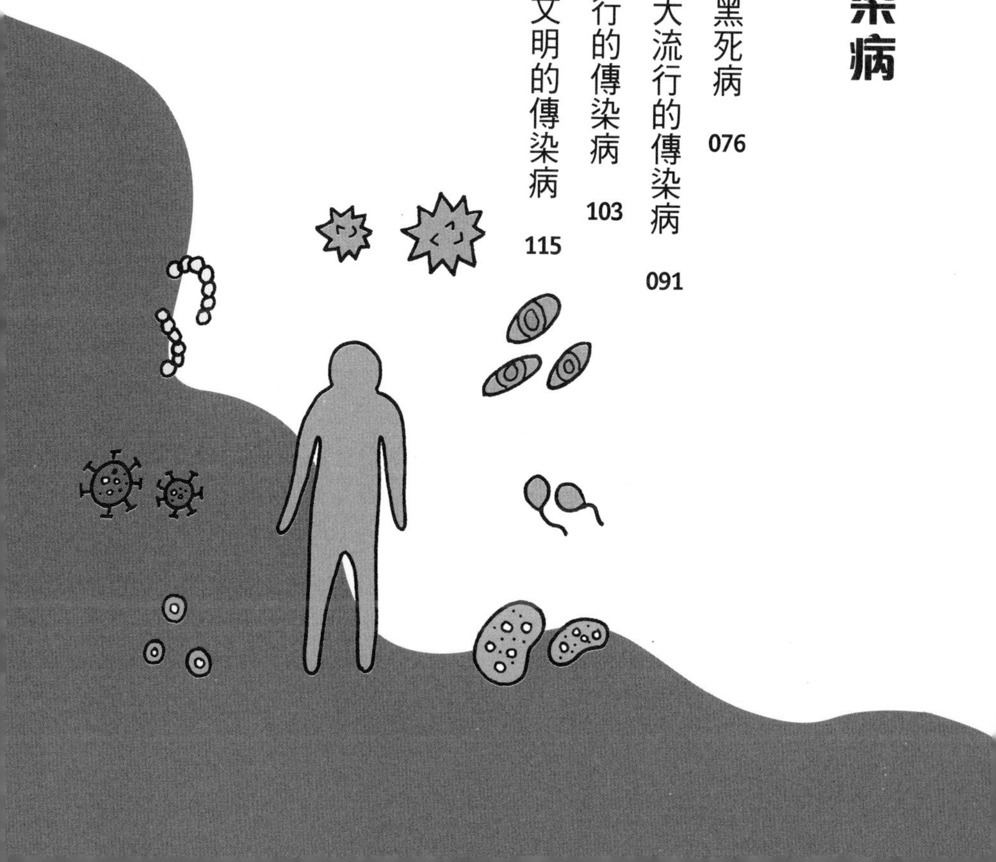

Part 3

捲土重來的傳染病

01 結核病：被人忽略的「隱形殺手」 126
02 破傷風：伴隨災害而來的傳染病 139
03 麻疹：曾經是「一病定生死」的傳染病 149
04 狂犬病：發病後存活率接近零 159

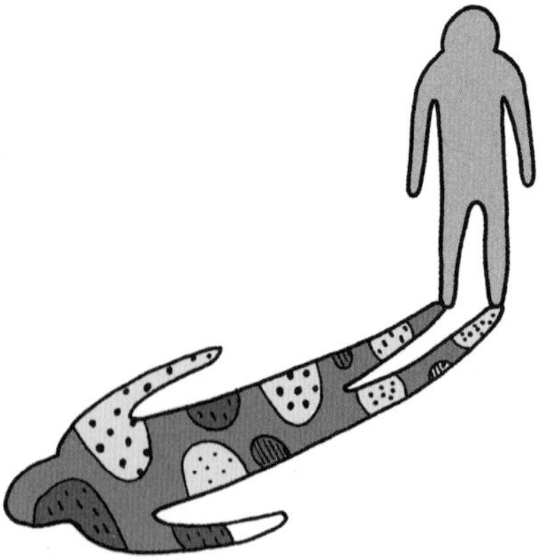

Part 4

亟需警戒的傳染病

01 德國麻疹：造成胎兒缺陷的恐怖病毒 176

02 頭蝨：驚人的繁殖力與奇癢無比 184

03 發熱伴血小板減少綜合症：蜱蟲媒介，致死率兩成以上 191

04 諾羅病毒感染症：藉由糞便與嘔吐物啟動大流行 199

05 腸道出血性大腸桿菌感染症：食用紋肉要注意 205

結語 216

特別附錄：新冠病毒肺炎疫情解說 219

參考文獻 223

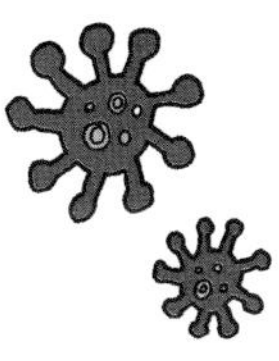

前言

認識與我們息息相關的傳染病

所謂「傳染病」，指的就是具有傳染性的疾病。

當細菌、病毒、真菌或寄生蟲等會造成傳染病的微生物（稱為病原體）侵入體內，並且在體內增殖，這種情況就稱為「感染」。

感染以後出現症狀稱為「發病」。有些傳染病幾乎不會出現症狀；有些只會造成輕症；但也有些會發展為重症，甚至可能造成感染者死亡，或是因反覆感染而留下嚴重傷害。

面對傳染病可能對我們的身體健康造成嚴重的威脅，了解如何阻斷傳染途徑、按時接種預防疫苗、學習可能被傳染時應該如何處置的知識，便成為一項非常重要的課題。

有些傳染病症狀看似輕微，容易被大家所輕忽。以里約奧運期間曾被廣泛討論的「茲卡病毒」為例，絕大多數感染者只會出現輕症，似乎不太嚴重。但如果是孕婦感染茲卡病毒，就會連帶使胎兒也受到感染，導致新生兒出現小頭症等嚴重後遺症。

有些傳染病給人一種發生在遙遠國度、只會以特定方式傳播的印象，使得大家容易掉以輕心。例如二〇一四年時倍受關注的茲卡病毒，並非只會出現在中、南美洲，而是早已隨著頻繁的人員往來流動，在世界各大洲之間流傳。一般認知茲卡病毒的傳染媒介是病媒蚊，但其實它也會經由性行為傳染，必須特別注意。

另外，有些傳染病的初期症狀不明顯，使得患者誤以為自己是健康的，殊不知病程還在如火如荼的發展中。例如感染梅毒的人理應及早接受治療，但是許多感染者並不知道自己已經受到感染，於是成為「潛在感染者」，在未接受治療的情況下，又將梅毒傳染給周遭的人，因而擴散了梅毒的傳播。在日本，之所以出現梅毒感染者激增現象，就是因為這個緣故。

因此，本書所要介紹給讀者的內容包括：傳染病是什麼樣的疾病？如何傳染？病程怎麼進行？被傳染以後該怎麼處置？該怎麼做才能避免被傳染？

◇

世界人口已經超越七十六億，當人口過度密集，會使得都市或都市近郊成為傳染病容易流行的環境。在遍及世界的航空網與高運量運輸系統發達的背景下，傳染病一旦在地球上的某一個地點發生，往往就會以難以想像的速度向四方擴散開來，引爆全球大流行。

近年來，全世界暴露在各種恐怖傳染病的威脅之下，過去的區域性傳染病一再席捲世界，演變為全球性的傳染病。例如西非曾爆發史上最慘重的「伊波拉病毒」感染大流行；韓國也曾流行「中東呼吸症候群感染症」（MERS）；日本在時隔七〇年之後再度傳出登革熱的本土感染病例。至於瘧疾與結核病，即使到了現在，依然每年奪走許多人的性命。在本書第一部「令人毛骨悚然的傳染病」中將介紹這些近年流行的疾病。

回顧過去，儘管人類一次次遭受傳染病的侵襲，但仍然積極奮力求生，努力繁衍至今。那一次又一次與傳染病艱辛對抗的過程，也在歷史上留下許多深刻的印記。例如莊嚴肅穆的奈良大佛，就是因為天花在日本大流行後而留下的新福建築遺跡；中世紀歐洲社會在經歷黑死病（鼠疫）後的諸多努力，則為黑暗時代畫上了休止符，成為開展現代社會的契機。在第二部「改變世界的傳染病」中，我們將一同認識那些曾經撼動歷史、改變時代的疾病。

另外，過去有些傳染病曾經奪走無數生命，後來因為疫苗或藥物問世而逐漸平息，但它們卻不時會伺機捲土重來。例如每當大地震等災害期間容易發生的破傷風、席捲世界一五〇多國的狂犬病等。其中，狂犬病更是一旦發病，致死率幾乎達到一〇〇%的恐怖傳染病。這些疾病都將收入於第三部「捲土重來的傳染病」之中。

氣候變遷議題不僅關係到人類的生存環境，也攸關傳染病的發展。目前已經有研究報告鄭重發出警示，地球暖化也可能促使熱帶或亞熱帶地區的傳染病擴散到溫帶地區。因此，本書第四部特別收錄未來可能威脅我們安全、而「亟需警戒的傳染病」。

◇

總之，本書是長期以來致力於傳染病研究的我，真心想要分享給讀者的知識，希望能透過知識守護社會大眾的健康與生命，藉此減少因傳染病而死亡的犧牲者。

二十一世紀是與傳染病奮戰的年代。若能邀請你一同進入《一定要知道的傳染病》的世界，將是我莫大的榮幸。

岡田晴惠

Part 1

令人毛骨悚然的傳染病

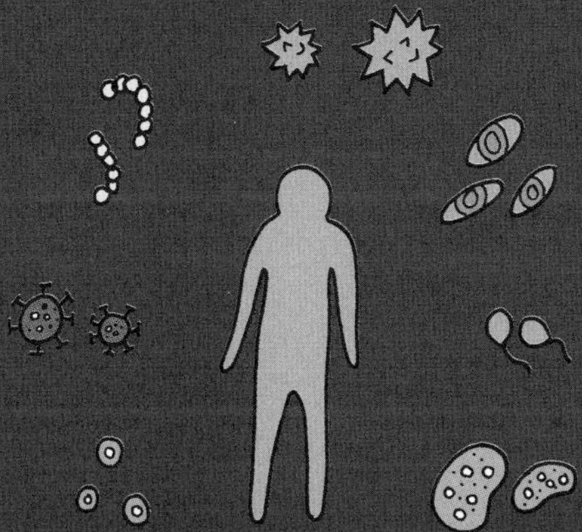

01

伊波拉病毒感染：恐怖的怪病

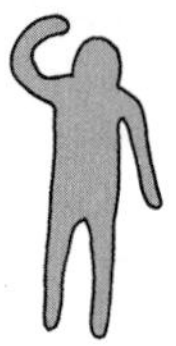

西非的悲劇

二〇一三年十二月，位於西非的三個國家突然爆發大規模傳染病疫情，震撼了全世界。這種疾病最早被稱為「伊波拉出血熱」，但後來發現許多感染者在出血症狀出現前就已死亡，所以世界衛生組織（ＷＨＯ）於二〇一四年將此種疾病正式更名為「伊波拉病毒感染」。

當時，伊波拉病毒感染疫情持續在這三個國家蔓延：獅子山一直延燒到二〇一五年十一月七日，幾內亞延燒到二〇一五年十二月二十九日，賴比瑞亞則是延燒到二〇一六年一月十四日，才終於得以宣告結束。

以上三國的確診及疑似感染患者共計二萬八千六百一十六人。其中有一萬一千三百一十人死亡，致死率高達四〇%。

不過，由於當地的醫療保健制度及社會基礎建設並不完備，加上當地居民對於伊波拉病毒感染所知有限，所以真實的患者人數與死亡人數應該會遠高於公告數字。

在恐怖的傳染病大流行之際，猜疑與恐懼也在人與人之間快速擴散開來。據說當時西非盛傳一個謠言：「伊波拉病毒是白人為了屠殺黑人而創造的病毒」，因而釀成七名宣導伊波拉病毒預防對策的衛教人員，遭到村民非理性的攻擊並殺害的慘劇。

專家研判，西非當地受到伊波拉病毒感染的患者不一定會接受診療，甚至可能躲藏起來，所以在政府監控不到的地方應該隱藏了更大量的患者與死者。

其實在此次伊波拉病毒疫情大爆發以前，曾經發生超過三十次伊波拉病毒疫情，但過去每次疫情感染人數往往只有數人到數十人，而且都在一個月內就宣告結束。然而，此次疫情不但造成感染與死亡人數顯著攀升，流行期間更長達兩年之久。

據估計，此次疫情無論在總感染人數與總死亡人數上，都已經遠遠超越一九七六年時，伊波拉病毒感染首次發生以來歷次疫情流行的規模。

伊波拉病毒的首次現身

伊波拉病毒感染的首次出現，是在一九七六年時蘇丹南部的奴薩拉鎮。這個小鎮是由幾個散布在熱帶草原與叢林中的村落所組成，村落裡住著具有親屬關係的親族，他們共同居住在由泥土建造的家屋中。

奴薩拉位於幾個村落的中心位置，那裡有一座棉花工廠，當地區民以販賣當地栽培的棉花做成的紡織品維生。而第一位伊波拉病毒感染的患者，就是在當地棉花工廠中的工作者。

一九七六年六月，一位男性工人病倒，九天以後出現出血症狀，隨即病逝。接著，他的兩位同事也跟著病逝了。在第一位男性病患死後的短短兩個月內，棉花工廠的工人與他們的家人一共有三十五人相繼死亡。

◆伊波拉病毒感染的流行史

時間（年）	國家	病毒株	病例數（人）	死亡數（人）	致死率（%）
2014～2016	西非	薩伊	28,616	11,310	40
2012	剛果	本迪布焦	57	29	51
2012	烏干達	蘇丹	7	4	57
2012	烏干達	蘇丹	24	17	71
2011	烏干達	蘇丹	1	1	100
2008	剛果	薩伊	32	14	44
2007	烏干達	本迪布焦	149	37	25
2007	剛果	薩伊	264	187	71
2005	剛果	薩伊	12	10	83
2004	蘇丹	蘇丹	17	7	41
2003（11～12月）	剛果	薩伊	35	29	83
2003（1～4月）	剛果	薩伊	143	128	90
2001～2002	剛果	薩伊	59	44	75
2001～2002	加彭	薩伊	65	53	82
2000	烏干達	蘇丹	425	224	53
1996	南非（前加彭）	薩伊	1	1	100
1996（6～12月）	加彭	薩伊	60	45	75
1996（1～4月）	加彭	薩伊	31	21	68
1995	剛果	薩伊	315	254	81
1994	象牙海岸	象牙海岸	1	0	0
1994	加彭	薩伊	52	31	60
1979	蘇丹	蘇丹	34	22	65
1977	剛果	薩伊	1	1	100
1976	剛果	薩伊	318	280	88
1976	蘇丹	蘇丹	284	151	53

資料來源：《臨床與微生物》，Vol.42，No.3

原本在奴薩拉流行的疫情沒過多久就擴散到近郊的馬里迪鎮。原因是其中有一位在棉花工廠染疫的患者，因身體不適而前往馬里迪鎮的醫院就診，於是曾接觸到這位患者體液、血液、排泄物、嘔吐物的醫護人員遭受感染，接著又傳染給其他患者，進而爆發院內感染的悲劇。

當時馬里迪醫院的二百一十三名住院病患中，有九十三人發病。醫護人員則有三分之一都受到感染或發病，其中四十一人因此病逝，但大家完全不知道到底是怎麼一回事。

於是，「有怪病正在院內流行！」的消息不脛而走，醫護人員和還能行動的病患紛紛逃離醫院。伊波拉病毒就這樣以這家醫院為起點，開始四處擴散到鄰近各個村莊。

這一波伊波拉病毒感染的流行，大約到十一月二十日才平息了下來，期間造成兩百八十四起感染病例，以及一百五十一起死亡病例，致死率高達五三％。這是伊波拉病毒感染最初流行時的情況。

然而，最初在奴薩拉棉花工廠感染怪病的工人們，究竟又是從哪裡感染到病

蝙蝠

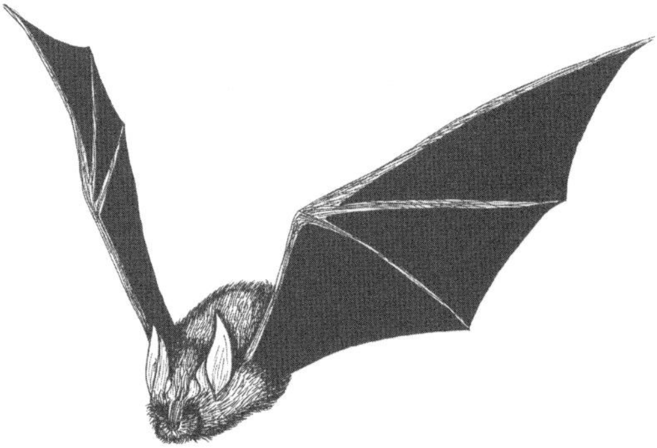

繪者：岡田真紀

毒的呢？隨著疫情的平息，研究人員終於開啟追溯這個恐怖傳染病病原體的調查。

那間約可容納二千名員工的棉花工廠，屋頂是用鐵皮搭建，鐵皮屋頂中棲息了一大群蝙蝠，也堆積了一大堆蝙蝠滴落的糞便與尿液。由於初期的患者多半為紡織室員工，因此研究人員最初懷疑，病毒可能是來自在紡織室出沒的老鼠、蝙蝠、昆蟲或蜘蛛。然而檢驗結果出爐，並未在捕捉到的生物身上找到疑似感染源的病毒。

那麼病毒又是從哪兒來的呢？經過多方研究，有關伊波拉病毒感染的病原體目前公認最有力的說法是：大蝙蝠科的蝙蝠是伊波拉病毒的自然宿主。因為在喀麥隆捕捉到的蝙蝠血液中，發現了能對抗伊波拉病毒的抗體。

更令人驚訝的是，有研究報告指出：同樣居住在喀麥隆的俾格米人中，約有十五%擁有伊波拉病毒的抗體。擁有抗體的現象，顯示他們有很高比例曾經感染過伊波拉病毒。

由此可見，伊波拉病毒存在於廣大的非洲叢林中，潛藏在叢林中某種野生動物的體內！

其他野生動物可能是在偶然接觸到那些帶有伊波拉病毒的野生動物時遭到感染的。而當宿主如人類、黑猩猩與大猩猩等靈長類受到感染時，尤其容易顯現出伊波拉病毒高致病力與高致死率的特性。

叢林村落中的醫療設施

蘇丹的奴薩拉鎮出現伊波拉病毒感染的兩個月後，疫情繼續在薩伊（今日的剛果民主共和國）的揚布庫村肆虐。這回，惡夢的舞台是揚布庫的教會醫院。那裡雖然沒有醫師，對居民而言卻有相當珍貴的醫療服務，每天都有三、四百名病患前往接受治療。

教會為居民提供的醫療服務包括：給予抗生素藥物、注射維他命、為脫水的居民打點滴等。然而，在當地醫療器材長期短缺的情況下，一組注射器與針頭在一天之內重複使用幾百次都有可能。這是令我們難以置信的危險醫療行為，但在地球的彼端卻不過是常態。

一九七六年八月二十八日，一名三十歲的男子來到這所教會醫院。他有嚴重的腹瀉、血便與流鼻血症狀，因而被安排立刻住院，但欠缺醫療知識的修女們遲遲無法判定這名男子到底患了什麼病。男子無法接受一直未獲適當治療，毅然決然離開醫院，至今依然下落不明。

事隔大約一星期後，在九月五日，又有一名年過四十歲、性命垂危的男子被送到教會醫院。由於症狀是嚴重嘔吐與腹瀉，該名男子到院時已經呈現嚴重脫水的狀態，而且伴隨頭痛、高燒、胸痛、意識錯亂等症狀。過不久，男子的鼻子與牙齦開始出血，腹瀉出來的糞便與嘔吐物中也混含血液。

這時修女們意識到一件事情：這名男子來醫院的四天前，也就是九月一日時就曾經來過教會醫院，當時他被診斷為瘧疾，並且接受注射治療瘧疾的藥物：氯奎寧。

四天前與該名男子一同接受治療的其他病患，包括因為貧血而前來輸血的十六歲少女，以及來注射維他命的其他女性，在九月五日這天也陸續出現吐血、眼睛出血等症狀，並且陷入半神經錯亂狀態。

接下來，曾經照顧這幾位病患的修女們，也開始出現伊波拉病毒感染的初期症狀：頭痛與發燒。

面對這些從未見過的恐怖症狀，修女們完全不知道該如何處置眼前的怪病，就在她們還在懷疑是不是黃熱病或傷寒的時候，那些病患全都死亡了。

後來，那名男子的遺體依照當地習俗，由母親與妻子等以家屬為主的女性以徒手方式，將吃進去的食物和排泄物全部清出體外，然後再予以埋葬。

幾天後，曾經參與那名男子葬禮儀式的婦女，全都染上這種怪病，並陸續發病。過了不久，連在一旁觀看葬禮儀式的二十一名親友也出現感染症狀，而且有十八人因而死亡。

這時，醫院裡滿是徘徊在生死交關的病患。許多修女也陸續發病了，剩下幾位還沒發病的修女驚覺事態嚴重，可能已經超出自己能夠應付的範圍，趕緊發無線電對外請求外界協助。

在此同時，面對不曾見過的怪病在村裡流行，陷入驚慌的村民倉皇的逃出村子。而他們之中，有些已經受到感染，有些還在病毒的潛伏期間。總之，他們在避難的地方發病，因此又將病毒擴散到其他地區。

最後，終於由ＷＨＯ與當地政府出面，共同針對這個謎樣的傳染病查明究竟。

疫情陰影下的貧困問題

大約在兩個月之內，揚布庫村的教會醫院與周邊共有三百一十八人發病，兩百八十人死亡。直到美國疾病管制與預防中心、ＷＨＯ與比利時研究團隊介入後，疫情才終於得以宣告結束。

ＷＨＯ著手調查這種致命傳染病在微生物學方面的致病原因以外，世界上各個主要的研究機構也加入鑑定病原體的行列。終於在電子顯微鏡之下，發現了形狀類似問號的新型病毒。伊波拉病毒感染的病原體長得細細長長的，像蟲一樣；一端直直的，另一端捲曲。

由於這個病原體是新型的病毒，所以最後以病患最先出現地區裡的一條小河名字「伊波拉」來為其命名。

在揚布庫村造成多人死亡的病毒被鑑定出來以後，再追溯鑑定早兩個月在蘇丹奴薩拉鎮棉花工廠流行的怪病，這才發現，元凶同樣是伊波拉病毒。

在揚布庫的教會醫院，在一百零三名的第一波發病患者中，有七十二名患者是因為醫院重複使用未滅菌的注射針頭而感染。院內有半數以上的初期患者是孕婦，她們之所以來到教會醫院，都是為了注射能使她們恢復元氣與具有安慰效果的魔法：維他命Ｂ針。

結果，在重複使用注射針頭的情況下，伊波拉病毒也被注入孕婦們的體內。總計在揚布庫村與馬里迪鎮的醫院接受注射的人，單次注射可能受到伊波拉病毒感染的機率竟然超過九〇％！

在揚布庫被分離出來的伊波拉病毒，是致死率最恐怖的薩伊（Zaire）型病毒株。後來在二〇一三年底，造成西非三國伊波拉病毒感染大流行的，正是薩伊型病毒株。

02

MERS：造成大流行的新型冠狀病毒

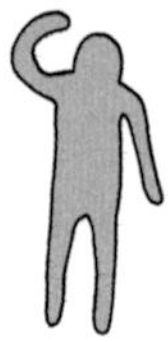

MERS會引發重症肺炎

MERS（Middle East Respiratory Syndrome）是「中東呼吸症候群」的簡稱，它是在二〇一二年發現的新型冠狀病毒所引發的急性呼吸器官感染症。二〇〇三年時，突然出現原因不明的重症型急性肺炎，後來引發名為SARS（Severe Acute Respiratory Syndrome），也就是「嚴重急性呼吸道症候群」的病毒，當時SARS從亞洲流行到世界各地，引發眾人恐慌。而MERS就是當時的SARS的近源病毒所引發的感染症。

自從二〇一二年第一例MERS感染症在沙烏地阿拉伯被確診以來，阿拉伯半島及鄰近地區就陸續傳出感染者或患者。當感染者搭乘飛機等交通工具移動，又造成馬來西亞、菲律賓、韓國等亞洲地區及歐美國家也陸續出現感染者。

二〇一五年五月，韓國出現MERS疫情的消息傳到鄰國日本。報導指出，這種從未聽聞的新疾病會引發重症肺炎，而且還有極高的致死率，於是日本民眾也開始擔心MERS病毒是否有可能傳入日本。

MERS在韓國爆發流行

MERS在韓國持續流行了兩個多月，直到疫情被宣告結束時，一共造成一百八十六人感染，三十八人死亡，致死率達二〇%。除此之外，更造成一萬名以上的民眾因為曾暴露在MERS病毒風險環境之中，而遭到強制隔離。

引發韓國國內MERS流行的第一位感染者，是一名在二〇一五年五月二十日從巴林返回韓國的男子。雖然這名男子有中東旅遊史，但因為停留中東期間不曾接觸過MERS的感染源（單峰駱駝或感染者），所以感染時間和感染途徑雙雙不明。

傳出MERS感染症的中東各國

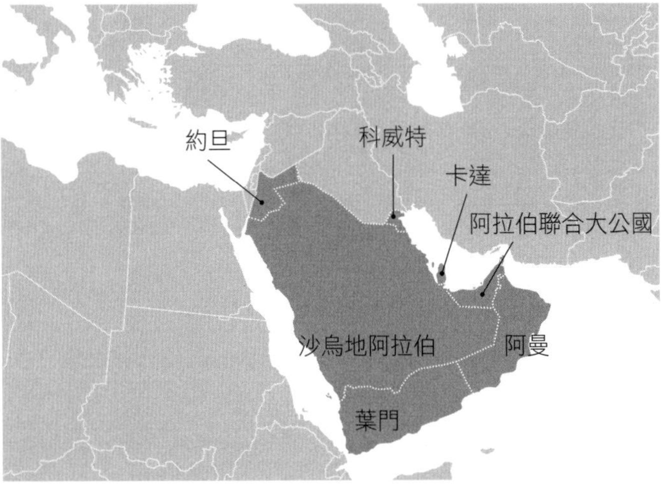

資料來源：日本厚生勞動省網站

既然他不曾接觸駱駝或其他已經確診的感染者，也就意味著：中東當地的MERS病毒可能已經像流行性感冒那樣在市中心傳播開了！

這名男子回到韓國以後，曾經數次前往不同醫療院所就診，最後被安排住進首爾近郊的醫院，於是已將病毒傳染給眾多民眾，因而掀起大規模感染的開端。

像這樣單一個人造成多數民眾被感染，也就是造成續發性傳染的感染者，被稱之為「超級傳播者」。目前我們並不清楚什麼樣的人會成為超級傳播者，但可以推斷的是，免疫力低弱、會釋出大量病毒的人，有較高機會成為感染源或因而提高傳染的效率。

而當時韓國MERS流行期間，確實發現了幾名具備上述條件的超級傳播者。因此我們得以推斷，超級傳播者是擴大韓國MERS疫情的主要原因。

MERS的廬山真面目

「中東呼吸症候群」是受到MERS病毒感染所引發的疾病。經過二～二〇天的潛伏期以後，患者會開始出現類似感冒的症狀，主要症狀為：發燒、咳嗽、喘氣等，甚至可能急速發展成重症肺炎。大約有三成的患者也會伴隨腹瀉症狀。

過去，MERS的確診患者全都會出現呼吸道症狀，幾乎都因為重症型急性呼吸道症狀而住院。而且嚴重的病毒性肺炎還會引發急性呼吸急促症候群或器官衰竭，其中有多數情況屬於腎衰竭。

儘管MERS出現到現在已經過四年多的時間，造成多人感染與死亡，然而到現在仍存留許多待解的疑雲。特別是在中東地區，由於MERS的死亡病例多來自於回教徒，基於宗教因素幾乎無法對患者進行解剖，所以MERS的病理狀況至今難以獲得清晰的了解。

不過目前已經掌握的是，患有糖尿病、慢性肺病、免疫抑制或免疫不全等原發性疾病的患者容易發展成重症，另外，高齡者也屬於高風險族群。例如韓國的死亡病例就多來自患有原發性疾病的高齡者。由於沒有原發性疾病的年輕成年人也出現過重症病例，所以成年人也必須謹慎注意。

MERS在中東的致死率超過三成，高於韓國。但是在住院接受加護治療的重症病例的背後，還有許多沒有被診斷出MERS的孩童或年輕世代屬於輕症或無症狀感染者，所以實際的致死率應該更低。另一方面，無症狀感染者眾多，就代表感染者本人有可能在未察覺自己已經感染的情況下，將MERS病毒散播出去，因而造成疫情難以管控的困境。

MERS從哪裡來？

研究人員後來在單峰駱駝或蝙蝠等動物檢測到MERS冠狀病毒。利用病毒的遺傳基因做有系統的樹狀分析以後，目前已經能夠確定，MERS冠狀病毒源自蝙蝠的病毒。

在中東地區，MERS的人傳人病例還是持續出現，但是由於人與蝙蝠幾乎沒有直接的接觸關係，所以很難推斷蝙蝠就是人類的感染源。

感染源的研究調查對象於是轉向可能與人接觸的各種動物，研究結果強烈顯示：中東地區的單峰駱駝非常可能是MERS病毒的中間宿主。

在讓單峰駱駝經由鼻腔感染MERS冠狀病毒的實驗中，受到感染的單峰駱駝的鼻腔會出現類似感冒的症狀，大約經過一個月以後，就連咽喉部位也能檢測出大量的MERS病毒。

另外，單峰駱駝的乳汁或尿液也檢測得到病毒。根據研判，能夠導致駱駝出現輕微感冒症狀的病原體，也有可能傳染給曾經與駱駝有過密切接觸的人，像是駱駝的飼育者。

還有，從單峰駱駝採集到的MERS冠狀病毒的遺傳基因，與從當地的MERS感染者採集到的特徵恰巧一致。這項研究結果強烈顯示：駱駝會傳染給人類。

甚至，針對「中東地區民眾的血液是否存在MERS的抗體」的調查結果也顯示，駱駝飼育者擁有能對抗MERS抗體的比例很高。而由血液中存在某病毒的抗體即可推斷：該名人士過去曾經感染過該病毒。

根據以上事實我們可以推斷，可能是飼育者等與駱駝有過密切接觸的人首先感染了MERS冠狀病毒，接著，那些感染者又將病毒傳染給其他人。

幸運的是，日本國內飼養的三十頭單峰駱駝，至今並未被檢測出MERS冠狀病毒的遺傳基因。

MERS的感染途徑

二〇一四年，在沙烏地阿拉伯感染MERS的馬來西亞人，在飲用駱駝奶之後的第八天發病。中東已經公開過好幾起因為飲用駱駝奶而感染MERS病毒的病例報告。所以如果你要到發生MERS的中東地區，請一定要避免飲用未經殺菌的駱駝奶哦！

由於MERS的預防疫苗並未被開發出來，而且駱駝又是MERS冠狀病毒的中間宿主，所以建議前往中東等有發生或流行MERS的地區時，還是以避免接近駱駝為上策。

在頻繁出現MERS患者的沙烏地阿拉伯，例如在賈納德里雅節參加賽駱駝活動，就可能因為人與駱駝密切接觸而增加感染MERS的風險，所以到沙烏地阿拉伯觀光時，還是避免騎乘駱駝的活動吧！尤其駱駝有吐口水表達威嚇的習性，所以和駱駝保持距離是比較保險的防護措施。

為什麼大家對MERS病毒會這麼害怕？

中東近年快速都市化，民眾逐漸改變生活型態，在高樓大廈林立的城市過著現代化生活。當人類的生活環境出現變化，又會帶給源自蝙蝠、以駱駝為中間宿主的MERS病毒什麼樣的影響呢？

過去，中東人民從小就在村落裡過著與駱駝密切接觸的生活，因此可能在幼年或少年時期就有機會感染MERS病毒。假如第一次感染MERS病毒是在幼兒時期，那麼症狀可能只會停留在輕症或無症狀感染，所以若感染了病毒，不需要太過在意。

但是，對於一直生活在都市中，一直沒有機會在接觸駱駝的環境中成長的人而言，如果直到成年時期（尤其是中高齡時期）才第一次感染MERS病毒的話，就很容易發展成重症，因而對健康造成顯著的危害。根據推斷，可能是第一次感染的年齡層從孩童提高到成年，才使得在中高齡患者很容易發展成重症的MERS演變成為棘手的疾病。

冠狀病毒通常不容易發生跨物種傳播現象。但SARS與MERS卻能夠跨越物種而感染人類，並在人類身上引發嚴重肺炎。

SARS冠狀病毒源自中國南部的蝙蝠，由於病毒遺傳基因發生變異，變得容易感染人類並引發流行疫情。MERS病毒基因同樣也發生遺傳變異，一般認為有可能因而提高在人群中的傳播效率，大幅增加引發流行疫情的危險性。

因此，WHO自從二〇一三年確認第一起MERS的感染病例以後，就擔心MERS可能像SARS那樣引發跨越國境的流行疫情，而持續發出警告。

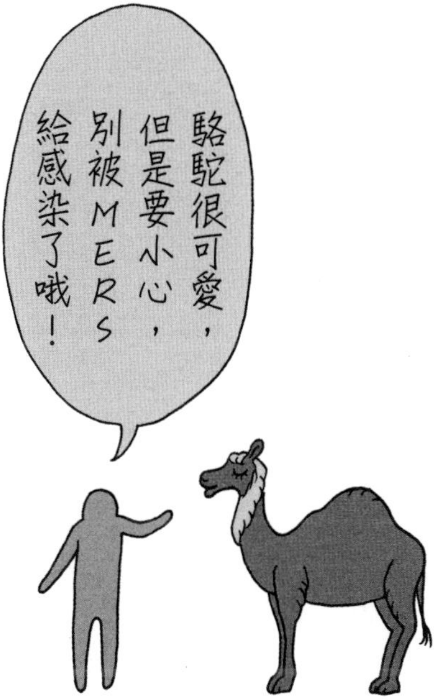
駱駝很可愛，但是要小心，別被MERS給感染了哦！

03

茲卡病毒：在烏干達森林深處被發現的病毒

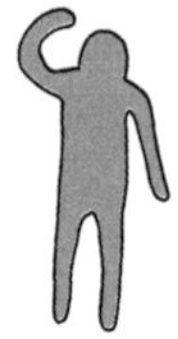

發燒的猴子

故事發生在一九四七年，場景是位於非洲烏干達恩德培近郊的茲卡森林中。研究員為了研究黃熱病的病媒蚊（埃及斑蚊），於是將恆河猴關進架在樹上的圍籠裡，以便觀察情況。終於，實驗籠裡的猴子發燒了。但是，從猴子的血液中分離出來的病毒並非預期中的黃熱病毒，而是另一種未知病毒。

在這個偶然的機緣下被發現的病毒，正是「茲卡病毒」。

至於從人類身上發現的茲卡病毒，則是要到一九六八年時才在奈及利亞發現。當時，研究學者更進一步在埃及斑蚊的近緣種蚊子中發現了茲卡病毒，證實埃及斑蚊與白線斑蚊都是能夠傳播茲卡病毒的病媒蚊。也就是說，茲卡病毒有著與登革熱相同的傳播媒介。

不過，自從茲卡病毒被發現後的六十年間，並未造成顯著流行。二〇〇七年，太平洋上密克羅尼西亞聯邦的雅浦島出現疑似登革熱疫情，但經過病毒及血清學調查後發現，患者感染的是茲卡病毒。島上三歲以上居民約有七千人，其中有七三%受到感染，許多感染者完全沒發現自己有什麼症狀，屬於無症狀感染。

但是，情況到了二〇一三年九月，開始有了巨大的改變。那時，法屬波里尼西亞爆發茲卡病毒感染症的流行疫情，估計有三萬人受到感染，而且其中約有七十例發展為重症。到了二〇一四年時，疫情波及到法屬新喀裡多尼亞、庫克群島與智利的復活節島。

從二〇一五年開始，茲卡病毒也開始在巴西流行。二〇一七年左右，疫情更擴大蔓延至亞洲各國、非洲等世界各地。根據病毒的遺傳基因分析結果，侵襲巴西的茲卡病毒可能與二〇一四年六、七月間舉辦「世界盃足球賽」，因而造成的人潮移動與國際交流有關。

因此，在二〇一六年五月巴西里約熱內盧奧林匹克運動會即將開賽之際，全世界共二十個國家的醫師、科學家與研究學者等共二百人向ＷＨＯ遞出公開信，表達在茲卡病毒的流行地舉辦奧林匹克運動會，恐怕有助長病毒擴散的疑慮，並呼籲延期或變更舉辦地點。

在這封公開信中指出，參加奧林匹克運動會的運動員及觀賽民眾人數眾多，而且來自於世界各地，假如他們在巴西受到感染後返回各自國家，可能會使茲卡病毒擴散到世界各地，因而為茲卡病毒全球大流行帶來極高的風險。

然而ＷＨＯ斷然拒絕了上述呼籲。當時茲卡病毒的流行已經遍布世界，在發生疫情的六十個國家中，單是美洲大陸就占了三十五國。但ＷＨＯ當局認為，由於民眾已經基於各種理由在疫區旅行了一段時間，基於公共衛生觀點而要求變更地點或延辦奧運的理由缺乏正當性。

ＷＨＯ甚至主張，奧運會是在八月舉辦，這時正好是南半球的冬季，所以會降低被蚊子叮咬的可能性。事實上，儘管時序上已經屬於冬季，但是里約熱內盧的位置接近赤道，屬於亞熱帶地區，平均最高氣溫高達攝氏二十六度，與九月的東京差不多，依然屬於蚊子能夠活動的環境。

更何況，大多數觀光客來自北半球，而八月正值北半球的夏天，一旦有觀光客感染了茲卡病毒以後返國，北半球的病媒蚊就很有可能將茲卡病毒傳播開來。順帶一提，對蚊子而言，容易活動的氣溫是攝氏二十二～三十一度，當氣溫超過攝氏二十六度時，更會促使蚊子的活動變得更加活躍。

誠如以上所述，茲卡病毒感染症的議題還涉到奧林匹克運動會是否要變更舉辦地點。茲卡病毒感染症之所以那樣被慎重看待，是因為孕婦一旦遭到感染，病毒可能會透過胎盤感染胎兒，造成新生兒出現小頭症等各種重大缺陷，所以是一種非常恐怖的感染症。

茲卡病毒感染症造成小頭症兒童

茲卡病毒感染症分為「茲卡病毒感染症」與「先天性茲卡病毒感染症」兩種。我們先來認識茲卡病毒感染症吧。當人們被茲卡病毒感染以後，首先會經過二至二十天（通常是二至七天）的潛伏期，潛伏期以後才開始出現輕微的發燒、頭痛、發疹、結膜炎、關節疼痛或肌肉疼痛等症狀。雖是如此，但事實上有八成的感染者並不會出現症狀，或是即使有症狀也不容易察覺。

因此，茲卡病毒感染症通常只會造成輕症，而且治癒後恢復良好，再加上只要感染過一次就能獲得免疫力，所以過去在公共衛生領域一般認為它是不會造成特別問題的輕微疾病。茲卡病毒感染症別名「茲卡熱」，在巴西爆發感染以前，許多研究學者或醫師甚至不曾聽過它的名字。

但是，自從二〇一五年十一月初，茲卡病毒感染症在巴西大流行，並傳出小頭症新生兒激增的報導以後，茲卡病毒感染症開始轉為令人頭痛的嚴重問題。

小頭症是一種罕見的疾病。它會導致孩童在胎兒時期到嬰幼兒時期的腦部發育不完全、頭蓋骨成長不完全，導致腦部機能發育受到妨礙，因而造成智能障礙、運動障礙或痙攣等症狀，使新生兒一誕生就帶有重大的缺陷。

受到感染的新生兒不僅是頭部小於常態而已，還伴隨各種先天性異常。因此，茲卡病毒所引起的另一種疾病「先天性茲卡病毒感染症」，是指胎兒遭到茲卡病毒感染而出現小頭症等重大缺陷的恐怖傳染病。

WHO發布緊急事件宣言

二〇一五年十一月，由於茲卡病毒感染疫情大流行，巴西政府針對孕婦可能因為感染茲卡病毒而產下小頭症新生兒的情形，宣布巴西國家進入緊急狀態。不過在這個時間點，感染茲卡病毒與小頭症的因果關係還未獲得確定。

大約再經過半年，在二〇一六年四月時，醫學界才確定小頭症的起因與感染茲卡病毒有關。於是巴西政府對國民提出明確的警告：孕婦在懷孕三個月以內被帶有茲卡病毒的病媒蚊叮咬而遭到感染的話，將有極高的風險導致新生兒罹患小頭症。

之後的調查研究更指出，孕婦不僅在懷孕初期，即使在懷孕中期也必須非常注意；一直要到懷孕超過六個月以後，新生兒罹患小頭症的機率才有可能降低。但是當時已經有多名孕婦遭受感染，因此巴西政府相當擔憂小頭症新生兒數可能會繼續增加。

巴西政府的擔憂是正確的。在二〇一五年十二月二十七日至二〇一六年一月三日，短短一星期之間，就出現三千五百三十名疑似罹患小頭症的新生兒。這個數據顯示，在巴西誕生的新生兒中，有一％的新生兒可能遭受小頭症的威脅。

接獲這項消息以後，ＷＨＯ在二〇一六年二月一日判定茲卡病毒感染症的流行是危害世界健康的危機，並且將它列入「國際關注的公共衛生緊急事件（Public Health Emergency of International Concern，簡稱PHEIC）」，以警告全世界：茲卡病毒已有擴散的傾向！

當時的ＷＨＯ秘書長陳馮富珍表示：「儘管（當時）感染茲卡病毒與孕婦產下小頭症新生兒的因果關係還未獲得醫學證明，但是目前多名新生兒腦部發育出現缺陷的現象震撼世人，因此有必要發布國際性公共衛生緊急事件宣言。」

這時，茲卡病毒感染症的流行區域不僅止於巴西，更擴散到以中南美為主的二〇個國家。之後，疫情流行的區域又逐漸擴大，茲卡病毒感染症、小頭症新生兒、茲卡病毒感染併發急性多發性神經炎的病例也持續增加。

到二〇一七年一月時，茲卡病毒感染症已經擴散到全球七〇多個國家，中南美洲、大洋洲及太平洋諸島、非洲（維德角共和國）、泰國、越南、菲律賓等亞洲各國也成為疫情流行的地區。

檢疫也難以阻擋茲卡病毒入侵

雖然自二〇一七年起茲卡病毒感染症的全球疫情趨於緩和，但亞洲各國仍有案例發生，例如，泰國就有兩起小頭症新生兒的病例報告。由於亞洲國家彼此交流頻繁，因此相較於中南美洲各國，茲卡病毒從亞洲各國境外移入的風險更高。

各位或許曾經在機場的出入境大廳等場所，看過督促旅客注意茲卡病毒感染症的看板。但可怕的是，由於五名感染者中只有一名會出現症狀，所以單憑檢疫根本不可能阻擋茲卡病毒入侵。儘管能夠利用熱像儀確認民眾是否發燒，但是茲卡病毒感染者很少出現發燒到攝氏三十八度以上的情形。

由於無症狀感染者不會發覺自己已經受到感染，所以也不會意識到自己已經成為感染源。令防疫人員更困擾的是，無症狀感染者的血液中也存在茲卡病毒。

醫學界已經公布好幾起無症狀感染（也就是不知道自己受到感染）的孕婦產下小頭症嬰兒的恐怖病例。這種情況不但使得茲卡病毒流行地區的婦女猶豫要不要懷孕，更使孕婦在擔心感染茲卡病毒的恐懼中度過整個孕期。

巴西自從二〇一五年開始流行茲卡病毒，至二〇一七年已有二千兩百八十九名新生兒確診罹患小頭症，另有三千一百四十四名嬰童疑似罹患小頭症。根據美國疾病管制與預防中心的報告，有些孩童在出生時被判定為正常，但是後來才發病，導致嚴重的腦部缺陷。

由於小頭症會造成頭部發育遲緩，合併重度的神經系統異常，因此常有當地母親一面抱著罹患先天性茲卡病毒感染症的嬰孩，一面泣訴茲卡病毒有多麼殘酷的畫面登上新聞媒體。

孕婦必須特別小心防範茲卡病毒

在茲卡病毒的傳染途徑方面，就連與已感染的人性交也會感染茲卡病毒。茲卡病毒能在已遭感染的男子的精液中存活兩個月以上，因此茲卡病毒感染症也屬於性傳染病之一。目前已經有檢驗報告顯示，與已感染茲卡病毒的女子性交的男子也遭到感染的病例。

因此，從茲卡病毒的疫區歸國的民眾，無論是否有出現症狀，在返國的六個月以內，假如伴侶是孕婦的話，那麼直到伴侶生產以前，最好都要使用保險套等從事安全的性行為，或是避免性行為。

我們來模擬茲卡病毒傳播的事例吧。假設一名男子到流行茲卡病毒的疫區出差，在當地被病媒蚊叮咬了。由於茲卡病毒感染症多屬於無症狀感染，所以男子在沒有出現症狀、不知道自己已經遭到感染的情況下返國。

返國後，男子在日常生活中可能經由性行為將茲卡病毒傳染給伴侶，若這時他的伴侶剛好處於懷孕初期，就可能對胎兒造成嚴重的危害。另外，由於男子的精液能夠釋放病毒的時間長達兩個月以上，因此懷孕與感染有可能在同一時期發生。

目前還未開發出茲卡病毒的疫苗。雖然許多藥廠已積極投入疫苗的研發，但至少也還需要經過多年時間，才有可能真正進入實用階段。另外，現在也還沒有能夠有效治療茲卡病毒的藥物。

總之，目前只能祈禱如果有一天茲卡病毒進入國內，不會像登革熱那樣造成國內傳播與感染。換句話說，我們想找出能夠對付茲卡病毒的戰鬥卡，就只有「想辦法不要被蚊子叮」這麼一張消極的牌卡可以出而已！

04 登革熱：每年約超過一億人遭感染的傳染病

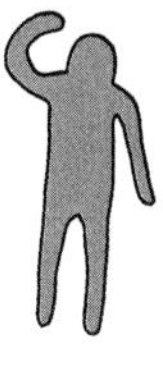

睽違七十年的日本國內感染

經由蚊子傳播的登革熱別名又稱「斷骨熱」。透過這個別名，我們不難想見它的症狀有多麼的激烈。登革熱的病原體是登革病毒，研究者推斷它最早是起源於非洲，當時的主要傳播媒介是非洲叢林中的埃及斑蚊。

這種原本屬於非洲地區的傳染病，有可能是載滿奴隸的船隻上帶有埃及斑蚊，船隻越過了大西洋被運往西印度群島與美國，成為病媒蚊擴散到廣大世界的主因。

根據文獻記載，登革熱第一次流行的時間是一七七九～一七八〇年，疫情席捲了北美地區。當時美國費城的醫師若許（Benjamin Rush）對登革熱患者症狀所做的描述是：「伴隨發燒而來的是相當劇烈的疼痛。頭部、背部、手腳都痛。疼痛有時襲擊後腦勺，有時襲擊眼球；不分任何階層的人都可能罹患這種傳染病。人們通常會以『斷骨熱』稱呼這種疾病。」

罹患登革熱的患者主要症狀是會突然發高燒，加上彷彿骨頭碎裂般的劇烈關節痛或肌肉疼痛，讓人痛苦到坐立難安，不知道該如何是好。

在第一次流行疫情以後，登革病毒繼續跟隨著傳播它的病媒蚊，逐漸擴大流行的區域。十九世紀擴散至加勒比海諸島到中美洲一帶，二十世紀以後擴散至熱帶與亞熱帶地區，並且在以上地區安身立命下來。接著，它又逐漸往溫帶地區擴散，而且反覆造成大流行。

一九四二～一九四五年間，日本全國約有二十萬人感染登革熱。最初，來自東南亞的船隻上載有感染登革熱的船員，於是登革病毒便隨著船員進入日本，接著又透過棲息於日本的白線斑蚊媒介，在日本各地引發流行疫情，大阪、神戶、長崎等地皆淪為主要流行疫區。

白線斑蚊

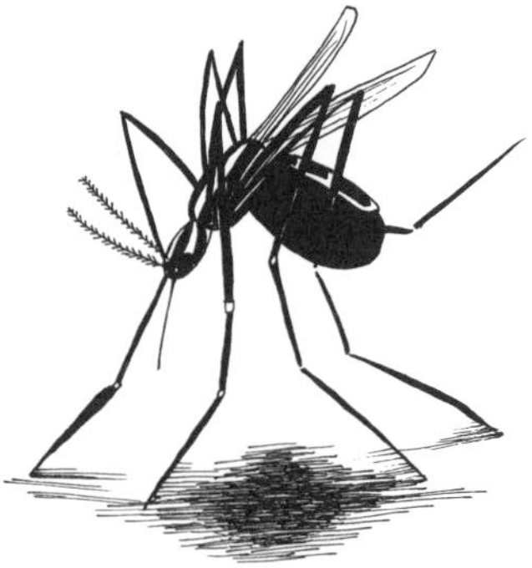

繪者：岡田真紀

為什麼當時疫情盛行於二次大戰期間的港口都市呢？這可能與戰爭時期船舶頻繁往來於東南亞有關。當時，船舶上設置了許多消防水桶，當船在東南亞地區運補當地的水，水桶中便有孑孓羽化成蚊子。此外，登革熱疫情也在出征到南方的日本軍隊中蔓延；又在返國士兵的傳播之下造成大流行。但隨著戰爭時期的結束，日本國內的登革熱疫情也就逐漸停止了。

二〇一四年夏天，在與日本睽違七〇年以後，登革熱又再次在日本國內引發流行疫情，造成一百五十起感染病例。這次的感染源是位處東京中心地帶的公園，而且感染者已經四處移動。當時這個消息一傳出，立即吸引媒體以大篇幅進行報導。

第一起確診病例是東京都內的十八歲女學生，她在代代木公園被帶有登革病毒的白線斑蚊叮咬而遭到感染。由於一同造訪代代木公園的另外兩名友人也在同時期出現同樣的症狀，顯示代代木公園也可能是其他多名患者遭到感染的地點。

根據推測，恐怕是在海外感染登革熱、血液中攜帶了登革病毒的人到訪代代木公園時，因為被白線斑蚊吸血，後來那隻白線斑蚊又帶著登革病毒去叮咬公園裡的其遊客，因而逐漸擴大了疫情。

接著，新宿公園等地也出現感染案例，根據推測，應該是原本在代代木公園被感染的人移動到鄰近的新宿公園等地，病毒才能一再擴張感染區域。於是公園成為「人↓蚊↓人」的登革病毒感染循環舞台。

為此，日本政府決定關閉公園，進行大規模的驅蚊行動，接著又採取防蚊措施，終於成功圍堵了登革熱疫情。在往後的二〇一五年、二〇一六年，都沒有再傳出日本本土感染病例。

然而目前已有研究學者提出試算報告指出，在地球暖化造成降雨量增加等氣

白線斑蚊的棲地因氣候暖化而呈現增加趨勢

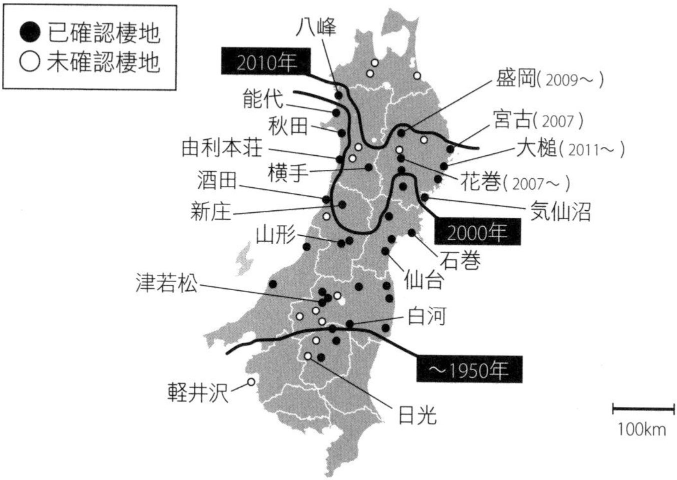

資料來源：《臨床與微生物》Vol.42, No.3

候變遷的影響之下，蚊子的棲地已隨之擴大，到了二〇八五年的時候，居住在登革熱流行疫區的總人口數將會達到五十二億。

換句話說，即使日本位處溫帶地區，日本人也無法用事不關己的態度看待登革熱了。畢竟，日本每年赴海外旅遊的人數達到一千五百萬人以上，再加上日本立志以觀光立國，每年以招攬兩千萬名觀光客為目標，隨著全球人員頻繁流動，今後各國都會暴露在各種病原體入侵的危險之下。

而登革熱就是非常可能出現的

重大威脅。這種日本人還不太耳熟能詳的傳染病，其實已經悄悄的接近我們的身邊。而且，一旦重複感染兩次登革熱，還有可能會發展成非常恐怖的重症。

每年全球約一億人感染登革熱

登革熱主要流行於東南亞、中南美洲、非洲等熱帶與亞熱帶地區。目前已經有一百二十八個國家、共計三十九億人居住在登革熱流行地區，等於全世界有一半以上的人口暴露在遭受登革熱感染的風險之中。

登革病毒感染症包含「典型登革熱」與「登革熱重症」兩種。在每年約三～五億的登革熱患者中，發病數達到一億人以上，其中有五十萬人發展為登革熱重症，二・五％的患者因而死亡。在日本，媒體通常只報導典型登革熱的新聞，導致民眾對於登革病毒感染症的問題本質，也就是可能發展成危及生命的登革熱重症，幾乎欠缺了解。相關詳細情形留待稍後再做說明。

與日本交流頻繁的馬來西亞、菲律賓、越南、新加坡與台灣等地，陸續出現過多起登革熱病例。有許多患者在上述海外國家遭到感染，入境或返回日本以後才發病，屬於境外移入病例。

有關日本每年自境外移入的登革熱病例，在二〇〇〇年到二〇〇九年之間大約是數十～一百起的程度，近年則有增加到超越兩百起的趨勢。境外移入病例數最高的一年是在二〇一三年，達到兩百四十九起。二〇一四年則是出現日本國內的本土感染病例。

不過，以上數字應該只是冰山一角。畢竟，每年從東南亞各國入境的人數超過五百萬人，其中有接受登革熱檢疫與診斷的感染者，只占極小部分。

即使患者發病後前往醫療機構接受診療，應該也有許多病例沒有被及時診斷出是登革熱。前面所提到女學生在代代木公園感染登革熱的案例中，當時幫女學生診療的醫院，其實是原本就精於海外傳染病的診斷，而且過去已有數次登革熱感染病例診斷經驗的特殊醫療機構。

總之，我們可以預料的是，在與東南亞各國等登革熱流行地區交流頻繁的日本，自海外返回的國人或來日本的旅人將登革病毒帶進日本以後，經由白線斑蚊的媒介傳播，將會造成日本的本土感染病例。

另外，在病媒蚊方面，熱帶或亞熱帶登革熱流行地區的埃及斑蚊，媒介病毒的效率勝過日本的白線斑蚊。而沖繩或小笠原群島也曾經有過埃及斑蚊棲息的紀錄。此外，在一九四四年起的三年之間，熊本縣也有過埃及斑蚊棲息的紀錄。直到一九五五年以後，日本才不再出現埃及斑蚊棲息的紀錄。

不過，日本國內的國際機場偶爾還是會發現由海外班機攜帶入境的埃及斑蚊。而且夏天時，在羽田機場或成田機場的場區內，也曾被人發現埃及斑蚊幼蟲。

埃及斑蚊不具備度冬的能力，當水溫降到攝氏七度以下時，牠的幼蟲孑孓也會死亡。但日本的機場航廈、車站、大樓等空間經常將室內溫度維持在適溫，因此水溫不會降到攝氏七度以下的水窪普遍存在於日本各地。

典型登革熱與登革熱重症

感染登革病毒後，實際發病的比例大約占二〇～五〇％。由於無症狀感染者（已經遭病原體感染卻沒有出現症狀的感染者）的血液中也存在登革病毒，因此登革病毒的感染可以經由蚊子吸血媒介，讓感染者本人在毫不自覺受到感染的情況下，成為其他人的感染源。

登革熱病毒感染症包含「典型登革熱」與「登革熱重症」兩種。

「典型登革熱」主要是第一次感染登革病毒時發生的疾病。從被帶有登革病毒的蚊子吸血而遭到感染的時間算起，感染者大約會在三～七天後發病，症狀包含：突發性高燒、劇烈的頭痛、嘔吐、關節痛、肌肉疼痛、後眼窩（眼睛深處）疼痛等，然後皮膚還會出現點狀出血或周圍白一圈的紅疹等疹子。以上症狀大約一星期以內就會逐漸康復，而且通常不會留下後遺症。

「登革熱重症」可就不同，它是發生在第二次以上感染不同血清型別的登革病毒時的重症，會伴隨出血症狀，而且致死率極高。依據血清的類型，登革病毒分為四個種類，當第二次感染是源自不同血清類型的登革病毒時，登革熱重症就會發病。而登革熱重症，正是登革病毒感染症所引發的問題根源，以及它之所以恐怖的地方。

所謂登革熱重症，是指患者感染登革病毒後的發病歷程與典型登革熱相同，卻在逐漸退燒到恢復正常體溫的時候，突然演變成重症，會發生血漿（血液中的白血球、紅血球、血小板等血球以外的液體成分）滲漏或出血症狀，因而休克的恐怖疾病。

假如未能接受適當的治療，登革熱重症的致死率很高。尤其是曾經感染過一次登革熱而康復的患者，一旦再次感染登革病毒，發展成登革熱重症的可能性相當高。在全世界，每年大約有五十萬名登革熱重症患者。

登革熱重症發生在幼兒的病例特別多見，通常是藉由高頻率的躁動不安、出汗、胸水或腹水蓄積症狀而確診。也有可能伴隨肝腫大、血小板顯著減少，導致凝血時間延長等症狀。

另外，登革熱重症也可能出現皮膚黏膜點狀出血、流鼻血、牙齦出血，嚴重時，也可能因為消化道出血，而出現血便或性器官出血的症狀。有兩成的登革熱重症病例可能出現以上出血症狀，即使沒有出血，也無法完全否定罹患登革熱重症的可能性。

重症病患更會出現全身性血漿滲漏，一旦血漿自腹膜、肋膜、肺胞、髓膜等部位滲漏，就會造成循環體內的血液流量不足，因而面臨性命危險。

雖然也有登革熱重症病患的病症逐漸改善的例子，但是一旦缺乏適當的治療，血壓就會下降、造成脈搏轉弱，導致四肢冰冷而陷入休克狀態。

因此，罹患登革熱重症的患者必須儘速接受治療，否則很可能演變成瀕死重症的疾病。儘管現在的治療方式可以奏效，致死率已經降到一・五％，但是仍有許多地區缺乏醫療資源，因此在前往海外的時候，請務必預先對登革熱重症有所認識才好。

地球暖化提升了感染登革熱的可能性

截至目前為止，在日本的境外移入病例中，四種血清類型的登革病毒已經全部都被檢測到了。二〇一四年時，造成日本境內感染病例是第一型血清的病毒。將來，因為其他血清型的病毒被攜帶入境而造成感染是有可能的。

在台灣，由於鄰近國家每年都有不同血清型的登革病毒在流行，因而不斷面臨因為各種血清型的登革病毒被攜帶入境，而造成登革熱重症病例的危機。因此可以想見的是，日本也很可能陷入同樣的情況。

另外，在地球暖化的影響下，不只蚊子的棲息地擴大了，氣溫或水溫上升也加速蚊子幼蟲的成長速度，蚊子有可能在更短的期間之內由幼蟲變成成蟲，以更高的效率繁衍子孫。而這樣的結果將提升蚊子的族群密度，增加人類被蚊子叮咬的機會，進而提高人類被登革病毒感染的風險。

不僅如此，病毒本身的變異也是值得關注的問題。例如同樣經由蚊子媒介的「屈公病」，原本是分布於非洲、環印度洋、南亞與東南亞國家的區域性傳染病，但是到了二〇〇五年以後，卻在環印度洋國家白線斑蚊的媒介下引發大流行。

調查結果已經證實，這波屈公病毒引發大流行的主要原因，是病毒侵入宿主的細胞時擔任要角的蛋白質發生變異，儘管變異的幅度極小，卻已讓病毒在白線斑蚊體內繁殖的能力提升了一百倍。

透過極小的變異，現在屈公病毒已經能夠適應白線斑蚊而引發全球性流行疫情。假如同樣的變化也發生在登革病毒，促使登革病毒在白線斑蚊體內的繁殖能力大幅提升，那麼白線斑蚊將登革熱病毒媒介給人類的能力也將出現戲劇性的提升。這麼一來，溫帶地區的主要病媒蚊——白線斑蚊，恐怕會引發登革熱大規模流行。登革病毒感染症已儼然成為今後無法忽視的恐怖傳染病。

05

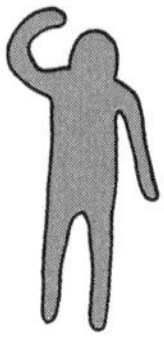

瘧疾：寄生在人體會破壞紅血球的病原蟲

殺人最多的生物是什麼？

有幾種傳染病都是由蚊子媒介病原體，根據估計，這些傳染病每年會造成全球七十五萬人喪生。以犧牲者數量來看，由病媒蚊傳播傳染病的殺傷力可見一斑。所以，蚊子堪稱為世界上殺害人數最多、無可匹敵的超級恐怖生物。

在經由蚊子媒介的傳染病中，造成死亡人數最多的是瘧疾。儘管日本現在已經不再流行瘧疾，偶爾還是會傳出境外感染病例。每年大約有上百人在瘧疾的流行疫區感染瘧原蟲，並於返回日本後發病。

假如以全球的角度來看，瘧疾到現在都還在熱帶與亞熱帶地區流行。根據二

○一三年十二月的統計報告，該年度約有二億七百萬人感染瘧疾，六十二萬七千人因而死亡。WHO曾估計二○一一年有兩億名瘧疾患者，死亡人數高達二百萬人。而全球約有四成的人口居住在瘧疾的流行疫區，飽受感染瘧疾的風險。

瘧疾的死亡病例最多來自非洲薩哈拉以南的五歲以下孩童。此外，東南亞、南亞、中南美、巴布亞紐幾內亞、索羅門群島等地，也是瘧疾大量發生的地方。

在瘧疾盛行地區長大的人有可能因為重複感染而得到免疫力，但對於日本及其他國家旅客而言可就不同了，他們由於完全不具備對於瘧疾的免疫能力，一旦遭受感染，就有可能因延遲診斷或治療而喪命。

惡性瘧原蟲

瘧疾的病原體是瘧原蟲。當人類被帶有瘧原蟲的瘧蚊吸血，就可能會感染瘧疾。瘧原蟲入侵人體以後會寄生在紅血球中，以無性生殖（分裂繁殖）的方式繁衍，不斷破壞人體中的紅血球。

感染人類的常見瘧原蟲可分為四種：惡性瘧（又稱熱帶瘧）原蟲、間日瘧原

瘧疾的感染過程

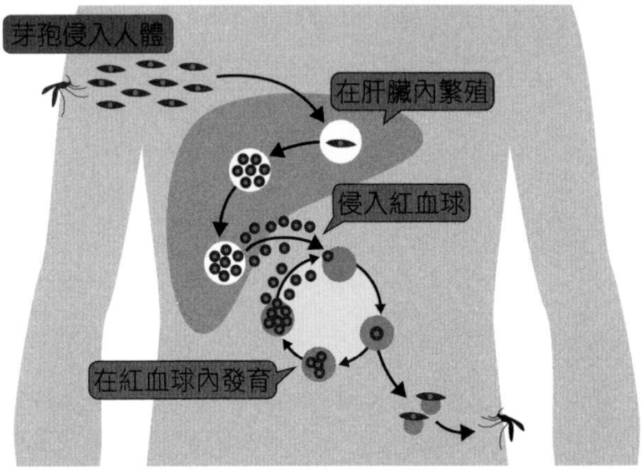

資料來源：《Nature》419：6906，2002

蟲、三日瘧原蟲與卵形瘧原蟲。其中的惡性瘧原蟲是會帶來死亡危機的恐怖殺手，假如無法在發病起的二十四小時以內接受治療，很可能會發展成重症。

二〇〇四年，在馬來西亞的婆羅洲，原本寄生在猴子身上的瘧原蟲造成了人類的群聚感染。而且從那個時候起，東南亞的許多地區都有人感染猴子身上的瘧原蟲，因而引發嚴重的疫情。

猴子的瘧原蟲也曾經造成死亡病例。日本人也有感染猴子的瘧原蟲而發病的病例。該名病患是在二〇一二

三日瘧原蟲、卵形瘧原蟲的繁殖週期與發燒的關係

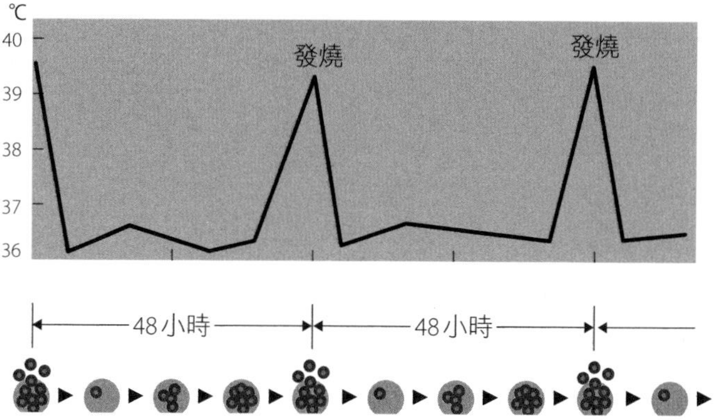

資料來源：《醫學與公共衛生學術情報誌》，56卷6期

年時自馬來西亞返回日本的男性植物昆蟲學者。除了馬來西亞以外，目前已經確定猴子的瘧原蟲也廣泛分布在東南亞的熱帶雨林地帶，因此也有人提議，希望將猴子的瘧原蟲納入第五種人類會感染的瘧原蟲。

感染瘧疾而發病以後，首先會經歷發燒、發冷、打寒顫的症狀，而且攝氏三十八度以上的高燒。接著會出現頭痛、噁心、疲倦等症狀，而且由於這時瘧原蟲已經破壞了紅血球而被釋放到血液中，所以這時的發燒會出現週期性。

有關發燒的週期，感染三日瘧原

蟲與卵形瘧原蟲的發燒週期是四十八小時；感染間日瘧原蟲的發燒週期是七十二小時；感染惡性瘧原蟲則是會出現不定期的短暫性高燒。

如果症狀持續發展，有可能會導致貧血、皮膚或眼白變黃，也就是所謂的「黃疸」。症狀繼續惡化還會導致肝臟、脾臟腫大，以及血液中負責止血的血小板數量減少。

必須特別留意的是，惡性瘧疾很容易發展成重症，合併引發腦病變、腎臟病變、肺水腫、出血傾向、嚴重貧血等，引發致命的危險，因此惡性瘧疾的感染者務必及早接受治療。

一旦從發病起到接受治療的期間超過六天以上，惡性瘧疾的致死率就會變得相當高。儘管世人殷殷企盼能有瘧疾的預防疫苗，但很遺憾的是，目前尚未開發出很有效的瘧疾疫苗。

更糟糕的是，根據研究報告指出，目前已經出現對治療瘧疾的藥物出現抗藥性的瘧原蟲。而且有多起報告證實，當瘧原蟲對於一般治療瘧疾的藥物出現抗藥性，會迫使治療藥物的選擇出現劇烈的變化。

瘧疾在現代社會造成的問題

早在西元四世紀時，古希臘醫師希波克拉底就已經對瘧疾有所記載，並將發燒模式分為：每天發燒、每隔一天發燒一次、每隔四天發燒一次。可見，瘧疾自古以來就是相當困擾人的傳染病。

即使到今日，瘧疾依然名列在世界三大傳染病：「愛滋病、結核病、瘧疾」的名單上，依然是公共衛生的最大威脅之一。當瘧疾大流行時，不僅人民健康遭受危害，國家也將面臨勞動力不足、經濟發展受阻等問題，而龐大的治療費用負擔更會壓迫國家的財政。疫情流行與國家的貧困問題可說是息息相關。

根據研究者指出，地球暖化已經擴大瘧原蟲病媒蚊的棲息地，而降雨量的增加也是導致瘧蚊幼蟲的棲息水域擴大的主要原因之一。目前也有報告指出，假如地球暖化現象就此發展下去，那麼到了二一〇〇年的時候，北美、歐洲、澳洲也會淪為瘧疾的流行疫區。

在氣候變遷與地球暖化的影響下，洪水、颱風、颶風、地層滑動等自災害不僅發生次數愈來愈頻繁，造成的災害規模也愈來愈劇烈。自然災害肆虐後，往往伴隨著瘧蚊族群密度上升，使得瘧疾將會變得更容易發生。

相對於地球暖化，在乾旱或沙漠化現象嚴重成災的地區，由於農作物無法生長，於是迫使民眾集體遷徙到能夠生活的地方。此外，為了躲避戰爭或紛爭等，難民也會由某地遷出或移入。眾多人口的移動或遷入將加速都市化與人口過度集中現象，迫使民眾密集居住在基礎建設薄弱的區域過生活。

都市中的貧民窟人口急速擴張且衛生環境惡劣，一旦遇上瘧蚊族群密度上升，往往引發大規模瘧疾流行。由此可見，都市型瘧疾流行已成為非洲亟待解決的重大課題。儘管各界殷切期盼早日開發出能有效預防惡性瘧疾的疫苗，並迅速普及於世界各地，但可惜到目前為止，瘧疾疫苗仍在研發及臨床實驗階段。

在全球暖化、地球人口激增、戰亂造成難民流離失所、貧富落差嚴重等多重難解問題的背景下，瘧原蟲發展出抗藥性的報告依然持續在增加，因此短期內恐怕仍無法有效防止猖獗的瘧疾，每年還是可能導致幾十萬人因而不幸喪命。

瘧疾早從希波克拉底的時代就已在醫療史上留下紀錄
Hippocrates

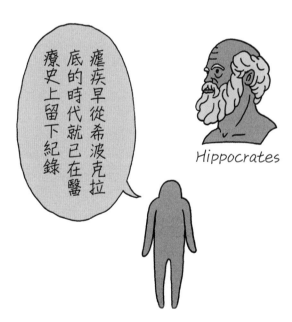

06

梅毒：在年輕世代激增的性傳染病

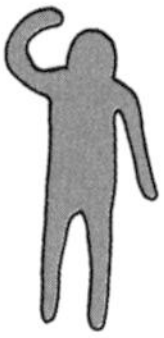

梅毒再度在日本流行

目前在日本社會，「梅毒」這種性傳染病正呈現激增狀態。

梅毒，是感染梅毒螺旋菌所引發的疾病。過去，由於它與性風俗有關，因此又被稱為「花柳病」，是俗稱「感染以後會變成廢人」的恐怖傳染病。

梅毒是經由直接接觸他人的皮膚或黏膜的方式傳染。自從抗生素問世以後，梅毒已經從「不治之症」變成「只要接受妥善治療就能治癒的疾病」，因此有許多人以為，梅毒已經成為「走入歷史」的疾病。

然而大家可能不知道，在現今的日本社會，梅毒感染者正在急速增加，加

東京都的梅毒感染人數（2016年）

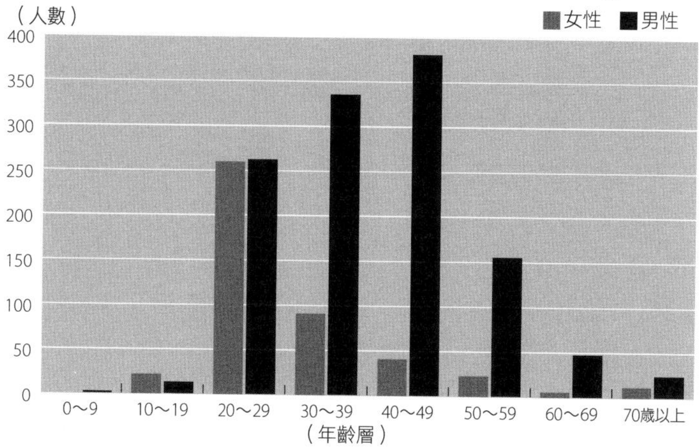

資料來源：東京都梅毒感染症資訊中心官網

上太晚發現、太晚治療的情形相當嚴重，梅毒已經再次成為「必須呼籲大眾注意的現代傳染病」。因此我要在此大聲疾呼：梅毒已經成為埋伏在年輕世代身旁的傳染病了！

甚至，感染族群原本以男同性戀者居多的梅毒，最近也因為異性戀間的性行為，出現一般男性與二十歲世代女性感染者激增的現象。二〇一六年，日本梅毒感染者已經增加到四千五百一十八人，自從昭和四十九年（西元一九七四年）以來，時隔四十二年以後，感染人數再次超越四千人大關。

梅毒感染者之中，有七六%的比例出現在十五～三十五歲的女性，尤其以二十初頭年齡的女性居多。在二〇一〇年以後的短短五年之內，梅毒的總感染人數增加至四倍，女性感染者人數更是暴增至五倍之多。而且，單是東京都的女性感染人數就成長了十倍，這種現象實在不尋常！

如同稍後還會再詳細描述的，梅毒的症狀很多元，又存在無症狀潛伏期，因此許多人會「誤以為」梅毒已經治好了。其實在這段期間，梅毒的病原體梅毒螺旋菌還會持續在體內繼續繁殖，所以看似無症狀的梅毒感染者一樣會將梅毒感染給他人。

因此，梅毒感染者本人都沒有意識到自己已經感染，所以很容易在不知情的情況下擴大傳染給伴侶，再加上延誤治療的關係，很可能造成治療期拉長或使病情朝重症發展。

梅毒病症變化以三週、三個月、三年為分水嶺

梅毒可分為兩種，一種是「先天性梅毒」，由已感染的母親傳染給胎兒；

另一種是「後天性梅毒」，主要經由性行為感染。後天性梅毒的病程分為一～四期，潛伏期大約一～十三週。治療的重點在於：盡早接受妥善的治療、盡速接受抗生素藥物治療。

第一期梅毒，是從受到感染～第三週至第三個月以內。陰部、唇部、口腔內部等遭受梅毒螺旋菌入侵的部分會出現紅腫塊或紅腫，而且看起來像是有膿液滲出；通常不會痛，而且症狀會自然復原。但是，復原不代表病原菌已經死亡，相反的，病原菌還繼續存在於體內。而且在第一期症狀消失以後，梅毒螺旋菌已經進入血液，遍及全身了。

第二期梅毒，介於感染以後的第三個月～第三年之間。這時，梅毒螺旋菌已經遍及全身，所以全身會出現狀似玫瑰花瓣般的「玫瑰疹」，並且出現疣狀的疹子。臉或手腳也可能出現圓形的粉紅色斑。

皮膚病變是第二期梅毒的主要病徵，因此第二期是最容易診斷的時期，也是多數梅毒感染者開始前往醫療院所就診的時期。那些疹子過不了多久就會消失，但是患者會反覆經歷發疹、頭痛、疲倦的症狀。

即使不接受治療，大約一個月以後，以上症狀也會自行消失，然後進入無症狀的梅毒潛伏期。儘管進入潛伏期，假如缺乏抗生素藥物的妥善治療，梅毒螺旋菌就會殘存在體內。

第三期梅毒，是介於感染以後的第三年～第十年之間。這時，硬結節或腫塊已經變大，皮膚、骨骼或肌肉組織等出現有如橡皮一般的腫瘍（橡皮腫）。出現在鼻骨的橡皮腫有時會造成鼻骨塌陷或變形，因此過去傳言「得梅毒會掉鼻子」。一旦梅毒螺旋菌侵入骨骼，劇烈的疼痛就會相伴而來。

第四期梅毒，是感染梅毒經過十年以後的時期。這時神經已經受到侵犯，會出現全身性麻痺或精神錯亂等症狀。也可能出現走路、說話等方面的運動障礙或語言障礙，還有可能出現痴呆症，甚至還可能會導致失明。

在現代日本醫療體系的治療下，如今第三期或第四期的梅毒病患已經很罕見。不過，如果怠慢治療的話，梅毒就是這樣會使人體演變為這麼恐怖症狀的慢性傳染病。

如何預防先天性梅毒發生？

懷孕的女性倘若感染梅毒，將為新生兒的健康帶來嚴重危害。一方面，梅毒可能造成孕婦發生死產或流產。另一方面，梅毒會透過胎盤傳染給胎兒，所以母親是梅毒患者的新生兒，一出生就感染先天性梅毒的風險很高。

感染梅毒的母親若沒有接受治療，或是在懷孕超過三、四週以後才開始接受治療，腹中胎兒有四〇～七〇％的機率會感染梅毒。感染先天性梅毒的新生兒如果沒有及時接受治療，可能在幾週以內就會發展成重症，甚至有超過一成因此夭折。目前，日本國內的梅毒病患正在增加當中，尤其是年齡層介於二十～二十四歲的年輕女性患者激增，實在令人擔憂先天性梅毒的發生。

因此，最重要的是一旦出現症狀，盡早前往醫療院所接受檢查、接受抗生素藥物治療，醫師會根據梅毒病程分期而給予不同的藥物處置。如果能夠及早接受診斷、接受治療，梅毒其實是能夠治癒的疾病。反之，如果拖延太久才開始接受診治，那麼治療所需要的時間也會隨著拉長。

然而，由於多數的梅毒病患並不會出現症狀，因此若不接受篩檢，恐怕難以確認是否已經受到感染。假如自己有些擔憂，請務必主動至醫療院所接受篩檢。

梅毒會重複感染

自從開發出青黴素療法以後，梅毒的發生率在一九五五年前後明顯下降並趨於穩定，使得許多人誤以為梅毒已經走入歷史而掉以輕心，加上梅毒感染者往往潛藏在社會中不易被發現，倘若感染者又沒有徹底接受治療，終將再度釀成嚴重問題。當梅毒不再是不治之症，人們便忘了梅毒的恐怖，預防意識也逐漸淡薄。

據說，曾有女高中生因身體出現紅疹而前往皮膚科求診。當醫師診斷為梅毒時，連這種疾病名稱都沒聽過的她，竟然還一派輕鬆，渾然不覺其嚴重性，只有陪診的母親當場倍受打擊而震驚不已。

就性傳染病的總病例數而言，男性感染者的年齡層以二十～四十歲居多，女性感染者的年齡層則以二十歲占壓倒性多數。在性傳染病的預防上，最重要的就是擁有固定的性伴侶，避免與不特定的多數對象性交。近年來，網路社交軟體與網路通訊軟體的盛行，也成為性傳染病患者激增的推波助瀾力量。

梅毒螺旋菌大量存在於感染者的性器官，會從直接接觸到的黏膜或皮膚上的小傷口侵入體內。此外，第一期與第二期梅毒患者的傳染能力特別強，因此務必避免與梅毒患者發生性行為等親密接觸。與梅毒患者性接觸一次就被傳染的機率是一五~三〇%，與人類免疫缺乏病毒（Human Immunodeficiency Virus，簡稱HIV）等其他性病相比，被傳染的機率可以說是相當的高。

雖然使用保險套可以降低受到梅毒感染的機率，但是並無法達到完全預防的效果。再加上口服避孕藥普及以後，年輕世代使用兼具預防性病效果的保險套的頻率隨之下降，恐怕將使梅毒感染病例增加的情形雪上加霜。此外，與患者口交會造成咽喉部位的感染，肛交會造成直腸部位的感染。假如患者的口腔已經因為梅毒而病變，那麼就連接吻也會傳染，因此為了避免感染梅毒，也應該避免與患者共用杯子或筷子。

有些人以為梅毒痊癒後就能終生免疫，所以日後完全不用再擔心。這可是大錯特錯的認知！即使曾經感染梅毒而痊癒，也有可能再次感染。所以，儘管自己已經接受治療而痊癒，只要伴侶沒有接受治療，還是會再次感染。

一旦因為感染梅毒而出現潰瘍症狀，連帶也會變得更容易感染ＨＩＶ等其他性病，感染機率大約會上升二～五倍。在美國，合併感染梅毒與ＨＩＶ的人數逐漸增長，甚至出現因而發展成重症的病例。

在另一方面，醫界目前更提出警示，由於四十歲以下的年輕醫師幾乎沒有診療梅毒患者的經驗，單憑教科書上的知識恐怕無法診斷出梅毒。在此同時，當今日本社會中感染梅毒的女性已不再局限於從事特種行業者，一般年輕女性的感染案例也快速增加。而且這些病例恐怕都還只是冰山的一角，在自己毫無警覺的情況下感染梅毒的人，想必比我們知道的還要多。總而言之，為了避免感染梅毒，自己與伴侶都必須審慎思考一番才行！

Part 2

改變世界的傳染病

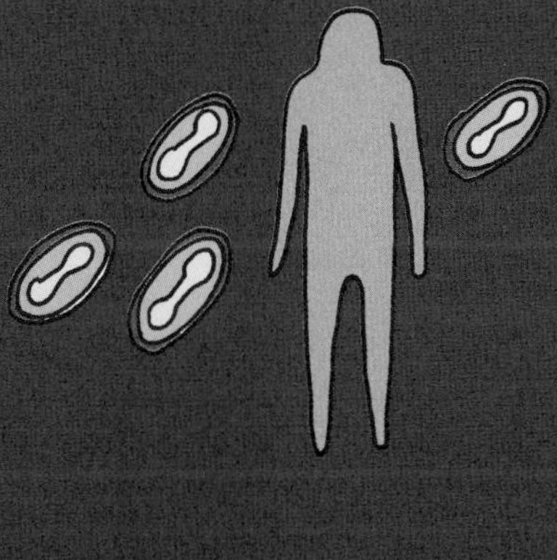

01

鼠疫：中世紀歐洲的黑死病

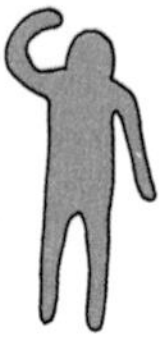

格林童話與黑死病

中世紀時，歐洲各地出現一種恐怖的傳染病：鼠疫，又被稱為「黑死病」。在由格林兄弟採集德國民間傳說編輯而成的世界名著《格林童話》中，有篇大家耳熟能詳的〈吹笛人〉，據說就是與鼠疫有關的故事。

故事描述有個宣稱能夠用笛音引誘老鼠、解除鼠患的神奇吹笛人來到了德國的哈梅恩市（Hameln），飽受鼠害的市民們於是委託他驅除老鼠。

當男子吹起笛子時，老鼠們就會從家家戶戶衝出來，飛奔到市街上，成群結隊跟隨在吹笛人身後。最後，吹笛人會出其不意的跳過小溪，所有老鼠因而紛紛跳水溺死，輕鬆的驅除了鼠患。

事成以後，哈梅恩市民卻反悔，拒絕支付吹笛人酬勞。過了不久，憤怒的吹笛人重新回到哈梅恩市，再次吹奏起笛音。沒想到這回，離開市民家中的竟然是孩子們，那一整列跟在吹笛人身後的孩子再也沒有回到哈梅恩市。

這個童話故事中兒童失蹤的事件確有其事。在一二八四年的歷史文獻中，哈梅恩市有一百三十名孩童行蹤不明。那份紀錄到現在還保存在哈梅恩市政府中。

所以，對於當地人而言，〈吹笛人〉這則故事並非單純是個傳說。故事中孩童們跟著笛音走過的那條街道，現在被命名為「禁播音樂小路」，就連結婚的迎娶隊伍都不得在那條小路上播放音樂。由於故事內容與黑死病奪走大批孩童的性命，與老鼠傳播鼠疫桿菌的歷史事件相吻合，因此許多人認為這篇童話故事與黑死病有關。

史上最初的鼠疫流行疫情

歷史上公認的第一次鼠疫大流行，發生在西元五四〇年左右，歷史學家稱之為「查士丁尼大瘟疫」。瘟疫起源於埃及，並迅速蔓延到東羅馬帝國的首都君士坦丁堡。之後短短幾個月的時間，疫情就在這個當時的歐洲政治及文化中心正式引爆。

疫情達到高峰時，甚至曾經造成單日死亡將近一萬人。由於死者多到來不及埋葬，據說查士丁尼大帝只好下令將城牆上塔樓的屋頂通通拆掉，把屍體投入塔樓。屍體不分貧富貴賤通通層層堆疊在一起（真的只是單純堆疊而已），堆滿了就把塔樓整個封閉起來。

之後的六十年間，鼠疫桿菌蔓延整個東羅馬帝國。東羅馬皇帝查士丁尼一世在位期間，一直努力力圖重振羅馬帝國雄風，沒想到他畢生努力打造的光輝時代，最後竟被終結在這場猖獗的瘟疫之中。

終結歐洲中世紀的黑死病

歐洲歷史上的中世紀時期，深受兩場大規模鼠疫的影響。中世紀開端於前面所提到的「查士丁尼大瘟疫」，並在八百年後因「黑死病」的蔓延而正式落幕。

所謂「黑死病」，是指一三四八～一三五三年這六年之間在歐洲造成大流行的恐怖鼠疫。

一三四八年，「花都」佛羅倫斯淪為「屍都」。大街小巷隨處散發著屍體腐臭的氣味，幾乎家家戶戶的門口或窗戶下都有被扔在路上的屍體，大街上不是斷了氣的死者，就是剛倒下的患者。平均每三個人中就有一個人喪命於鼠疫。罹患鼠疫的患者快的話約一天至兩天死亡，慢的話還可以撐個幾天，即使是身體狀況比較好的人也會突然像被閃電擊斃一般的猝死。

當時歐洲人口大約有一億人，單是那場黑死病大流行就奪走了兩千五百萬人的性命，高峰期甚至高達三千萬條人命。高致死率又屬於猛爆型急性傳染病的鼠疫，就這樣猖狂的肆虐一整片歐洲大地。

身為佛羅倫斯居民的《十日談》作者薄伽丘（西元一三一三～一三七五年）在三十五歲時也遭遇了那場黑死病。他在罹患了兩年的黑死病後，開始執筆寫作《十日談》。

他在書中寫道：「大批的屍體被抬往寺院，每一天、每一刻、每一間寺院都有屍體湧入，彷彿在競賽一般。別說無法依循過去的習俗將他們分別安置在各個安息所，就連墓地都不夠埋葬，每座墓地都被塞滿了，最後只好挖掘大壕溝，以便掩埋幾百具新到的屍體。屍體僅能像船上的貨物那樣層層堆疊，每一層僅僅覆蓋一些些泥土，而且這些屍體得要堆到整個壕溝都被填滿的程度。」

《十日談》描述害怕被瘟疫傳染的十名男女逃到鄉間的別墅中避難，每個人輪流說一段故事，連續十日，一共一百篇故事，詳實的記述生活在中世紀黑死病大流行漩渦中的歐洲人民生活，是屈指可數的黑死病相關文獻之一。

鼠疫的真面目

鼠疫的病原體是鼠疫桿菌，屬於急性細菌感染症。鼠疫桿菌生活在跳蚤的腸道，棲息於自然環境中，而跳蚤則寄生在鼠類、貓、狗等各種動物的身上。因此，被帶有鼠疫桿菌的跳蚤寄生、吸血的動物就會感染鼠疫桿菌。

許多種跳蚤的腸道都能提供鼠疫桿菌繁殖的環境，其中以寄生在鼠類的印度鼠蚤尤其容易媒介鼠疫桿菌。而棲息在建築物中的玄鼠，則是時常入侵人類的生活環境，又愛到處奔竄，所以很容易散播跳蚤。當跳蚤從動物的身上落在人類的生活環境時，就有可能跳到人類的身上吸血。

玄鼠傳染鼠疫桿菌給人類的效率極高，但是玄鼠原本並不存在於歐洲，是十字軍東征以後才由亞洲侵入歐洲的。不過在同一時期，蒙古大軍也從東方大舉西進，因此也有一說認為，玄鼠是蒙古大軍帶入歐洲的。

當跳蚤在吸血的時候，鼠疫桿菌便會逆著血流侵入皮下組織，在一週以內造成高燒、劇烈頭痛、暈眩、隨意肌麻痺、極度虛脫與精神錯亂等症狀。含有淋巴結的腋下或腹股溝也會腫大，腫到有如蘋果或雞蛋一般的大小，而這項特徵也讓鼠疫被認為是腫瘤疾病的一種。

再過不久以後，皮膚就會出現黑色、藍紫色、紫黑色等大面積的暗色斑。這是鼠疫桿菌引發敗血症所造成，而且是代表病程已經進入末期的症狀。由於暗色斑出現以後感染者就會死亡，因此鼠疫又被封上黑死病的名號。在黑死病的初期流行的是淋巴腺鼠疫，據說當時的致死率有五成，甚至高達七成。

但是，在中世紀流行而造成悲劇的黑死病，是鼠疫桿菌隨著血液侵入人體，再被體內的血液運輸到肺部而在肺部繁殖，因而造成血痰或劇咳的肺炎性鼠疫。罹患肺炎性鼠疫的患者幾乎在三天以內就會死亡。

更恐怖的是，肺炎性鼠疫並不經由跳蚤媒介，而是利用感染鼠疫桿菌導致肺部發炎的患者咳嗽或打噴嚏，也就是藉由空氣傳染形成人傳人的傳染途徑，因此鼠疫的傳染效率能呈現飛躍式的提升，形成一發不可收拾的恐怖大流行。西元一三四八年以後正式入侵歐洲內陸且引爆大流行的鼠疫，就是這種肺炎性鼠疫。

黑死病橫行的街道

「一旦鼠疫進入家門，幾乎沒有任何人逃得了。被傳染的人全都像中了毒一樣。」瘟疫醫師兼占星術士科維諾（Simon de Couvin）這樣描述黑死病的慘狀。瘟疫醫師是中世紀治療黑死病的醫師，疫情肆虐的城鎮會聘請他們來救治民眾，以減緩瘟疫的蔓延。有些瘟疫醫師會穿著像圖中這樣的特殊服裝，以避免被感染。密不透風、外層塗蠟的黑色長袍，能有效避免跳蚤與血液沾染在衣服上；鳥型面具在眼睛部分是透明玻璃材質，可以阻絕患者體液、血液、飛沫的噴濺；鳥

瘟疫醫師

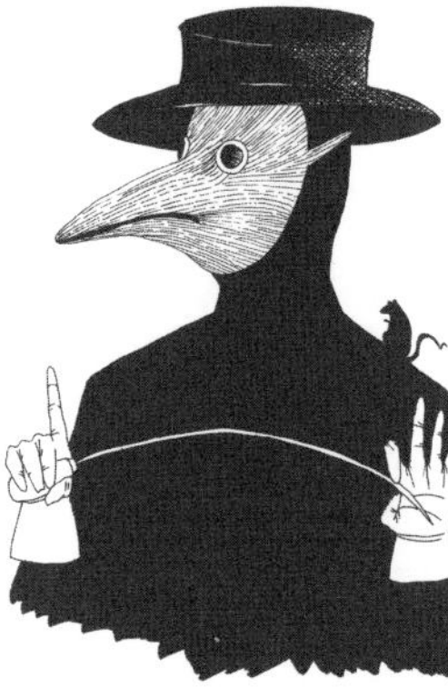

繪者：岡田真紀

嘴狀的部分則可填充草藥及芳香物質，以減緩屍體發出的惡臭；至於手中的棍子則用來檢查患者或屍體，以避免直接接觸。

即使能躲過高傳染力、高致死率的鼠疫，好不容易苟延殘喘活下來的人，還是可能因為幫忙照顧的人跟著病倒，最後因身體虛弱不堪而死亡。街道四處飄散著屍臭的氣味。因為擔憂自己遭到感染而閉關在家的民眾，到最後還是會因為死亡，使得家中散發出腐臭氣味而被鄰居發現。

在這種情況下，人們心裡想著：「反正再過不久，死神就會自動找上門來。」因此不論是社會大眾或甚至是宗教人士，都出現自私自利與自暴自棄的心態，連平時應該遵守的社會道德與倫理規範也被棄擲在地。於是，被視為高傳染性的患者屍體不是被拖到戶外棄置，就是直接被扔到大坑洞裡，或是被丟入河川中任水流走。

鼠疫與宗教改革

儘管農村的人口密度低於城市，但是因為社會型態比較閉塞，一旦遭受鼠疫侵襲，還是免不了遭遇幾乎滅村（村民紛紛死亡）的命運。正因如此，黑死病流行以後，一些古老村莊的名字陸陸續續從地圖上消失。

無論再怎麼厲害的宗教儀式或祈禱，都阻擋不了鼠疫的流行及病情的惡化。加上許多神職人員因擔憂遭到傳染而逃離教會，因而撇下教會的民眾不管，也使民眾衍生出對於天主教會的不信任感。在黑死病災難過後，曾經在中世紀歐洲社會中擁有權威、具有支配民眾作為的教會地位一落千丈。因此，鼠疫大流行似乎也為日後的宗教改革埋下伏筆。

當處境變得極端惡劣時，人禍還會再加重悲劇的程度。由薄伽丘在《十日談》書中的記載，我們已經知道歐洲的黑死病是從東方傳播過去的，而原本不存在於天主教國度的傳染病一旦從東方異域入侵，東方民族自然會被天主徒視為敵人，甚至將黑死病的傳播視為異教徒的企圖。

在這種錯誤的解讀下，「黑死病是猶太人下毒而造成」等謠言被繪聲繪影的大肆散播著。在歐洲，一旦發生什麼事情，猶太人就被當成代罪羔羊，因此猶太人受到迫害的情形可說是固定上演的戲碼。

當時，猶太人在被拷問、被迫自白以後，通常會被推入大家認為是他下毒的那口井裡。也有更多的猶太人是被剝奪土地所有權與財產以後，被逼趕到猶太人居住區的貧民窟。

猶太人從以前就經常成為被歧視與被迫害的對象，經常被硬生生的逼趕到某些地區，進而形成猶太人貧民窟。有些民眾甚至會將猶太人脫掉衣服成半裸以後，再將他們趕到所謂的猶太坑裡去。更令人髮指的是，有些人更用兇殘的手段包圍他們認為有嫌疑的猶太人，並將他活活燒死；有時甚至連老人、小孩都會一起被燒死。

黑死病時期，猶太人遭集體大批虐殺的事件擴及法國、瑞士、德國等地，堪稱為中世紀最大的悲劇。其中有些地方甚至在鼠疫開始流行以前，就已經出現屠殺猶太人的行為，其中尤其以德國萊因河沿岸地區的殺戮手段最為兇殘。曾有慘遭殺害的遺體被裝進空酒樽再投入萊茵河中，或是發生被迫住在河面浮洲上猶太居住區的猶太人被集體燒死的事件。

這些虐殺猶太人的事件大約於一三四九年前後發生。有許多猶太人因此逃亡到當時對他們比較寬容的東德或波蘭去過生活。然而大約在六百年以後，當年逃亡到東德或波蘭的那些猶太人的子孫們，卻還是被納粹德國關到強制收容所或被送進了毒氣室，令人心酸。

在傳染病流行的同時，人心也發狂了，而且像傳染病一般四處散播，演變成集體發狂的人禍。在高病原性、高傳染力的傳染病大流行疫情中，被逼迫到極限而集體發狂的人們釀成了悲劇性的二次災難。繼迫害猶太人以後，歐洲在十六世紀又颳起「獵巫」風暴。在此同時，我們或許可以用「歷史悲劇重演」來形容這段歷史。原來，十六世紀時的歐洲又深陷另一個傳染病之害，那就是由哥倫布從新大陸帶回歐陸的梅毒。

鞭打遊行與死亡之舞

當傳染病於中世紀席捲歐洲之際，有些人認為鼠疫造成大量人們死亡，是由於神對縱欲、虛榮、傲慢的人類所降下的懲罰，因此他們決定以鞭刑做為苦行的方式，以請求神的原諒。於是，路上可見全裸或半裸的男女以互相鞭打身體的方式，從這一村遊行到下一村。

他們所使用的鞭子，會經由特別處理，鞭子上打了好幾個結，並且在結上穿上鋒利的釘子。遊行的民眾會扛著十字架，合唱聖歌，遊行到眾人不支倒地為止。隊伍的規模有時超越一千人，途中還會有民眾受到勸誘而加入，持續壯大隊伍。

中世紀末期的歐洲，簡直就是連走路都會被屍體絆倒的年代。死亡突然變成近在咫尺的事實，這就是鼠疫這個恐怖的傳染病肆虐流行的慘況，不僅在人們的心中裡烙下深刻的印象，更給人們帶來深沉的絕望。

每當教會的鐘聲突然響起，宣告鼠疫來襲的訊息，民眾立刻紛紛從農地或家中飛奔而出，一齊跳起祈禱鼠疫退散的祈禱舞。眾人的行為有如集體發狂一般，一次又一次的重複著，而那樣的「死亡之舞」（法語名為「Danse Macabre」），到後來演變成為祈禱疫病退散的祭典儀式。

黑死病流行期間，屍體、骷髏大量成為繪畫或版畫的主題。畫作內容描述骷髏（死神）一視同仁的帶走了所有人，意圖表現世間生命的脆弱，以及死亡具有壓倒性勝利的地位。無以計數的死亡堆砌出「勿忘生命終有一死！」（原文為拉丁片語「Memento mori」）的思想，也衍生出生與死僅在一線之間的思想。

另外，指導人們如何死得安詳的《善終的藝術》（原書名為拉丁文“*Ars moriendi*”）也因而成為廣為流傳的出版品。

黑死病疫情過後

中世紀的鼠疫在全世界一共奪走了七千萬人的性命，單是在歐洲就造成三千萬人死亡。後來，法國花了兩個世紀才使人口回復到原點，其他國家的情況也差不多。

就在黑死病蔓延至歐洲全境時，英國與法國的百年戰爭（一三三七年～一四五三年）休戰了。曾經遭受黑死病肆虐的都市，在疫期過後的十年之間，人口幾乎只剩下一半，導致勞動力嚴重不足，特別是農村深受打擊。

以前，農村裡只有極少部分的農民屬於自耕農，絕大部分都是農奴。過去，農奴必須將絕大部分的收穫上繳給莊園的領主，但是自從黑死病大流行，農村的勞動力嚴重不足以後，領主不得不被迫承認農民是農業的實際勞動者，必須認同農民的功勞與權利。

這使得莊園改而採用租佃制度，使農業勞務終於能夠獲得薪資報酬。這也象徵在實質層面的農奴制度崩解、莊園制度瓦解與封建體制沒落。英國開始實施與勞動者有關的法律，並且在一三四九年頒布「勞工法令」，接著又在一三五一年制定「勞工法案」。

在另一方面，由於勞動人口減少，使得不太需要人力照顧的葡萄栽培，以及作業效率較佳的畜牧產業擴大了規模。而葡萄栽培產業規模的擴大，連帶增加了葡萄酒的產量；畜牧業規模的擴大，則帶動了羊毛與羊毛織品的生產。經歷工業革命以後，英國的羊毛織品產業更奠定了傳統產業的地位。由此可見，黑死病大流行所改變的，甚至涵蓋了農業的版圖。

直到今天，亞洲、非洲、美洲等許多地區仍舊有鼠疫發生。即使現代已經能利用抗生素藥物進行治療，鼠疫依然是造成每年二千人感染的疾病，而且目前尚未研發出能夠預防鼠疫的疫苗。

02 霍亂：反覆掀起全球大流行的傳染病

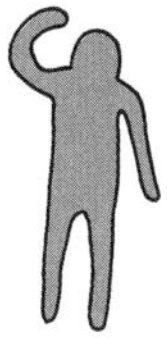

病例多發生在發展中國家

霍亂，通常是因為食用了受到感染者的糞便所汙染的水或食物而感染。病原體名為霍亂弧菌，是一種長得像逗號、能運用鞭毛活躍運動的細菌。

感染者經過大約一天的潛伏期以後，會突然發生急性腹瀉症狀，假如沒有迅速接受妥當的治療，就會在幾個小時以內死亡，是一種相當恐怖的傳染病。

目前國際上已經針對預防霍亂研發出口服疫苗。雖然疫苗對於預防感染是有效的，但是即使接種兩次，效果也只能維持幾個月而已，所以疫苗在預防霍亂方面一直被當做追加的措施而已。醫界也希望今後能再開發出效果更佳、也更長久的疫苗。

現在，世界各地依然傳出霍亂的病例或流行疫情，主要發生在亞洲、中東、中南美洲等地區。流行疫區的病例多發生在夏季，習慣使用氯水消毒的先進國家則比較少傳出病例。在包含日本在內的先進國家，霍亂的病例幾乎是在海外疫區感染以後，才回到母國的境外移入病例。

另外，在發展中國家，也曾傳出因為食品而感染霍亂的例子。根據推斷，全世界每年約有一四〇萬～四三〇萬起霍亂病例，其中約有兩萬八千～四萬二千起死亡病例。

可怕的霍亂臉

霍亂的主要症狀是上吐下瀉，但是大約有八成的感染者並不會出現症狀。但是無症狀感染者（已經感染但未顯現症狀的感染者）的糞便從遭到感染算起的第一～十天之間都會出現霍亂弧菌，因此有可能成為其他人的感染源。在已發病的感染者中，約有八成屬於輕症到中症，另外兩成屬於急性腹瀉伴隨脫水現象的重症。霍亂的致死率大約在二・四～三・三%之間，重症患者的死亡率則高達五〇%。

霍亂弧菌不耐酸性環境，所以胃酸對於從嘴巴進入身體的霍亂弧菌具有殺菌效果。但是，遭遇胃酸還能逃過一劫的霍亂弧菌，一旦到了小腸以後就會大量繁殖，產生霍亂菌毒素，導致腸道內的水分與氯離子異常流出，造成大量拉水的急性腹瀉。

霍亂的初期症狀會從一般的拉肚子開始，拉到後來只剩下水分可以拉而已，沒有糞便的顏色或臭味。霍亂的腹瀉特徵是像洗米水一般的白色或灰白色水便。發展到重症時，腹瀉會變得非常頻繁，一天下來的排便量甚至可多達十幾～數十公升。

激烈的嘔吐與接連不斷的腹瀉會使感染者嚴重脫水，並且造成血漿中的電解質異常。電解質異常則會引發手腳痙攣，而且伴隨肌肉疼痛。

霍亂重症的症狀非常慘烈，不儘速接受妥善治療的話，幾個小時之內就會死亡。有八成的霍亂患者必須儘快以口服補水液治療；重症患者則必須透過點滴輸液，並且服用適當的抗菌劑。

假如沒有接受治療而任由脫水症狀持續進展，會導致皮膚失去彈性，指尖部位的皮膚也會皺得像洗碗工的手。除此之外，還會出現眼珠子往上吊的症狀，顴骨與鼻骨也會變得特別明顯，變成所謂的「霍亂臉」。

今後爆發霍亂大流行的可能性

依據O抗原，霍亂弧菌的種類多達兩百種以上。不過，在人類社會引發廣泛流行疫情的霍亂弧菌的血清型，是會產生霍亂菌毒素的「O１型」與「O１３９型」。日本的傳染病防治法對於霍亂的定義是「會產生霍亂菌毒素的霍亂弧菌所造成的感染症」。而這兩種以外的血清型的霍亂弧菌只會造成輕度腹瀉，不會引發流行疫情。

在以上兩種霍亂弧菌之中，又以O１血清型為主要引發流行疫情的元凶。而O１型霍亂弧菌的生物型又可以再細分為亞洲型與艾托（El Tor）型。「亞洲型」又被稱為古典型，會造成激烈的症狀，曾經在十九世紀時反覆引發全球大流行。

而「艾托型」的病原性雖然較亞洲型弱，卻是目前造成流行疫情的霍亂弧菌的主要生物型。但是霍亂弧菌O1型的兩種生物型為何會有這樣的差異，直到今天都還是個謎。

O139血清型的霍亂弧菌在一九九二年在孟加拉獲得確認，目前東南亞的局部地區也都還有分布。至於霍亂弧菌的其他變異型，在部分亞洲或非洲地區也都有持續發現。那些霍亂弧菌會引發更嚴重的症狀，致死率也相當高，假如今後出現擴散的趨勢，很有可能對健康造成恐怖的危害。

霍亂的全球流行疫情

霍亂原本屬於區域性傳染病，起源於印度的恆河，主要在孟加拉等地區造成流行。據說，霍亂早在幾個世紀以前就存在那些地方了。因此，在十九世紀反覆造成全球大流行的霍亂被冠上了「亞洲型霍亂」的名號。

霍亂的梵文與印度文都是「致死的腸病」的意思。在孟加拉地區，霍亂自古以來就造成眾多民眾犧牲。不過直到十八世紀以前，霍亂並未曾在印度以外的國度流行。

直到十八世紀末英國統治印度以後，霍亂的疫情出現了重大的轉變。打開霍亂這個潘朵拉盒子的，是進駐印度的英國軍隊。起初，是數千名英國士兵中了霍亂弧菌的毒牙而死亡。從那時候開始，發源於孟加拉的霍亂弧菌不但在各地造成流行，更數度引爆全球的流行疫情。霍亂的第一次全球流行疫情發生在一八一七年，而明確的全球流行疫情總共有六次紀錄。

霍亂的第一次流行疫情發生在一八一七～一八二三年。一八一七年時，由孟加拉為傳染源的霍亂疫情傳到加爾各答，隨後在印度全域造成流行。疫情隨著貿易與英國軍隊的移動持續擴散，入侵到尼泊爾、泰國、菲律賓、中國，然後越過萬里長城進犯俄羅斯。

在另一方面，霍亂疫情也朝阿拉伯半島的阿曼前進，由巴林群島（Bahrain Island）蔓延到波斯灣，也在中東與非洲各國造成大流行。這波疫情的餘波也在一八二一年侵入日本，造成日本史上第一次霍亂流行。從那以後，霍亂的全球流行疫情宣告正式啟動。

霍亂的第二次流行疫情發生在一八二六～一八三七年。霍亂在一八二六年捲土重來，正式引爆全球的流行疫情。然而，霍亂為什麼突然開始流行，又為什麼結束疫情，還留下許多令人不明白的地方。

霍亂弧菌沿著恆河往旁遮普與阿拉伯進犯，造成聚集在麥加朝聖的一萬兩千名伊斯蘭教徒喪生。在埃及，霍亂侵入都市，在開羅、底比斯、亞歷山大造成慘重的疫情，單一天就造成三萬起以上的死亡病例。在埃及以外，霍亂又侵入突尼西亞，並南下到坦尚尼亞的桑吉巴（Zanzibar）島。

在另一方面，霍亂從波斯進犯俄羅斯的烏茲別克，隨著絲路的商隊進入奧倫堡，終於在一八三〇年突破防線侵入莫斯科。然後又從莫斯科經聖彼得堡進一步入侵芬蘭與波蘭。在那以前，許多歐洲人認為霍亂是印度地區的傳染病，自恃甚高的認為霍亂不可能在文明的歐洲造成流行，沒想到情況不變。

一八三一年，霍亂入侵奧地利，在維也納造成流行疫情。同年也在德國的柏林、漢堡造成死亡病例。接著，從漢堡港出航的軍艦又將霍亂弧菌運送到英國的東海岸，在當地造成感染病例。到了一八三二年時，倫敦也出現霍亂的流行疫情。同年，霍亂也入侵巴黎，在法國全境造成流行疫情。根據估計，當時法國的死亡病例高達九萬起之多。

在同一時期，霍亂在荷蘭、比利時、挪威的主要都市幾乎也都造成流行疫情，接著又乘著船橫渡大西洋，在加拿大的魁北克上岸，橫越北美內陸，侵入紐約與費城。然後繼續越過洛磯山脈，在墨西哥與古巴造成流行疫情，然後又抵達中美洲的尼加拉瓜與瓜地馬拉，在當地造成流行疫情。

霍亂的第三次流行疫情發生在一八四〇～一八六〇年。當時在歐洲地區的致死率相當高，單單法國就有十四萬起死亡病例，義大利、英國也有二萬起死亡病例，英國的倫敦也出現大流行。而那時霍亂也在日本造成大流行，日本歷史稱之為「安政霍亂」。

所幸到了這時，倫敦的麻醉科醫師史諾（John Snow）在霍亂的流行病學方面有重大突破，發現造成霍亂流行的原因是飲用水遭到汙染。

霍亂的第四次流行疫情發生在一八六三～一八七九年。第五次發生在一八八一～一八九六年。一八八三年時，德國細菌學家柯霍（Robert Koch，一八四三～一九一〇年）被派遣到當時已經爆發疫情的埃及，他在埃及發現了霍亂弧菌，次年旋即在在柏林發布這項捷報。

霍亂的防疫工作終於在找到霍亂的病原體以後祭出合理又有效的對策。一八九三年，柴可夫斯基在聖彼得堡為交響曲「悲愴」進行第一次公演以後，就因為霍亂而喪命了。第六次流行疫情則發生在一八九九～一八二六年。

以上六次的霍亂大流行幾乎吞噬了全球所有人口密集的城市。發源於十九世紀的印度恆河的霍亂，藉由以上六次的全球大流行在全世界大舉殺戮人類，奪走了數百萬人的性命。

整備下水道與氯水消毒自來水

霍亂患者腹瀉所排出的糞便含有大量的霍亂弧菌，是周遭民眾的感染源。發生霍亂大流行的十九世紀並未整備自來水道與下水道，那時還不懂得使用氯消毒自來水道，也不存在下水道這樣的公共設施。

家中的排泄物或汙水被直接排入河川，河川的水一方面必須充作生活用水，另一方面卻又會遭到排泄物或糞坑汙染。此外，井水也是日常生活用水之一。

霍亂弧菌以如此惡劣的衛生環境作為背景條件，入侵人口密集的都市。於是，霍亂患者所排泄的霍亂弧菌透過水的媒介，以極高的效率啟動了流行疫情。

在人類的移動或交流還少的時代，霍亂只是局限在印度發生的區域性傳染病。自從英國軍隊進出印度以後，霍亂逮到了崛起的機會，變身為席捲全球都市的國際性傳染病。因為人口的遷入遷出，而從區域性傳染病變身為廣域性傳染病的例子，就屬霍亂最為經典了。

霍亂席捲全球的情況

一九六一年，發源於印尼的蘇拉威西島（Sulawesi）的產毒性Ｏ１血清型霍亂弧菌所引起的霍亂持續流行到今日，成為霍亂的第七次全球大流行。根據ＷＨＯ的統計報告，霍亂在二〇一三年時就在全球四十七個國家造成十三萬起感染病例，其中包含死亡病例約二千起。不過，以上數字可能遠遠低於真實數字。

存在感染霍亂風險的國家與地區（2010～2014年）

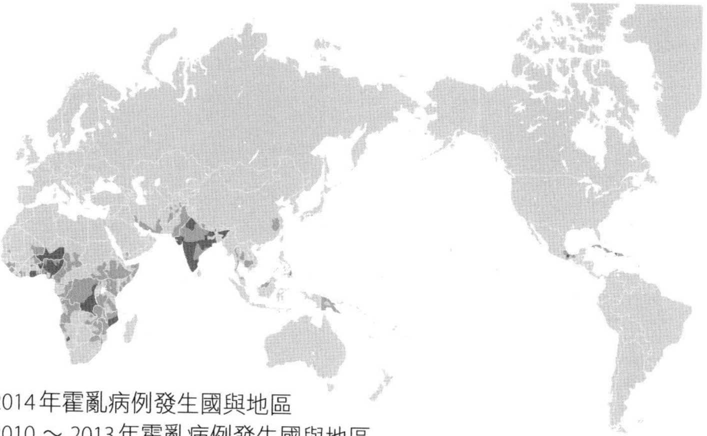

■2014年霍亂病例發生國與地區
■2010～2013年霍亂病例發生國與地區

資料來源：日本厚生勞動省檢疫所網站

由於擔心影響到貿易或觀光產業，許多國家對於霍亂疫情的調查抱持消極的態度，有些國家甚至連監視系統都不完備。綜觀全球，難民營等地的霍亂流行疫情或都市周邊的貧民窟霍亂病例等，多發生在衛生環境惡劣、飲水安全無法確保的環境，那些地方感染霍亂的風險極高。

尤其在災害發生時，無論霍亂弧菌是被攜帶入境或原本就經常存在於當地，只要是眾多民眾聚集的避難設施，就比較容易因為霍亂流行而對人們的健康造成危害。

另外，霍亂弧菌也會存在人體以

外的環境，以細菌性生物的形態棲息在淡水、半鹹水或河川入海口等水域。由於霍亂弧菌常與藻類的異常發生有關，因此經常在動物性浮游生物、甲殼類動物的棲息地，以及水生植物的生長地被檢測出來。而最近的研究也顯示，地球暖化促使海水溫度上升，更會為各種細菌提供適合繁殖的環境。

其中，霍亂弧菌就是特別被點名的傳染病，極有可能因為全球氣候變遷，導致沿岸水溫上升而變得更容易流行。因此，霍亂在今後依然是具有相當威脅力的恐怖傳染病，一定要多加注意。

03 黃熱病：在非洲大流行的傳染病

黃熱病的流行

二〇一六年舉辦奧運的那個夏天，藉由病媒蚊傳播的黃熱病毒在非洲引發流行。各國在ＷＨＯ協助下緊急展開大規模疫苗接種，以對抗黃熱病危機。

提到黃熱病，許多日本人腦海中最先浮現的，是因感染黃熱病而去世的細菌學家野口英世。日本自二次世界大戰後並沒有出現過任何本土病例，連境外移入的病例也不曾傳出，因此日本人普遍對黃熱病不太具有危機意識。

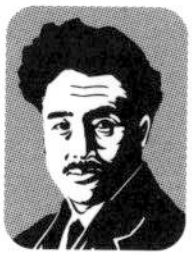

野口英世
（一八七六～一九二八年）

但事實上黃熱病跟我們的距離，並非真的那麼遙遠。二〇一五年十二月下旬，非洲安哥拉共和國的首都盧安達突然爆發黃熱病流行。到了二〇一六年八月時，已經為安哥拉與剛果民主共和國帶來過去三十年間最大規模的流行疫情。

一位曾於盧安達工作的中國籍男子，在二〇一六年三月時返回中國北京後發病，成為亞洲第一起境外移入黃熱病例。當這個消息傳來，為亞洲的公共衛生專家帶來極大震撼。

當時，在安哥拉與剛果兩國的確診或疑似病例已經超過七千起，並且造成超過五百人死亡。由於黃熱病毒是透過病媒蚊傳播，當蚊子叮咬被感染者後又叮咬其他人，就可能造成感染。為了避免疫情繼續擴大，當務之急就是要趕在九月雨季來臨、孑孓大量羽化為蚊子前，普遍實施疫苗接種。

面對迫在眉睫的黃熱病危機，非洲國家在WHO的協助下展開大規模疫苗接種工作。當時大約設立了八千處醫療站，緊急為一千四百萬人施打黃熱病疫苗。

黃熱病疫苗與黃皮書

黃熱病是一種恐怖的傳染病，所幸現在已經有疫苗可以接種。目前前往非洲、中南美洲旅客都應接受黃熱病疫苗。施打黃熱病疫苗的接種證明書又被稱為「黃皮書」（ICVP），外籍旅客前往疫區國家時，若未攜帶黃皮書可是會被禁止入境的！

黃熱病毒與茲卡病毒、登革病毒、日本腦炎病毒的親緣關係相近，傳播媒介是埃及斑蚊等斑蚊屬的蚊子。目前仍不清楚日本的白線斑蚊是否會媒介黃熱病毒。

有些黃熱病的感染者並不會出現症狀，有些只會停留在發燒或打冷顫之類的輕微症狀。不過有一五%已出現症狀的患者會因為黃疸或出血而發展成重症，有二〇~五〇%的重患症者會因而喪生。目前並沒有針對黃熱病毒的特效藥，只能針對症狀實施治療而已。總之，黃熱病是一旦發病就可能發展成重症而死亡的高危險性傳染疾病。

其實在二十世紀初，為了證明黃熱病是蚊子媒介傳播的，世上竟展開了恐怖的人體感染實驗：讓吸了黃熱病重症患者血液的蚊子去叮咬被實驗者，這項恐怖的實驗當然也造成了死亡病例。

黃疸與黑血

「黃熱病」的病名，是因為會損害重症患者的肝臟或腎臟，導致出現黃疸，讓病患的外觀看起來泛黃而得其名。

在日本，黃熱病又別名為「黑吐病」。感染者先是皮膚、眼白部分變黃，然後會出現吐出黑色嘔吐物、拉出黑色排泄物的症狀（事實上為吐血、血便，只是顏色是黑色的）。黃熱病的西班牙語「vomito negro」就是黑色嘔吐的意思。

根據推斷，黃熱病毒自古以來就悄悄的存在於非洲的熱帶雨林中，往來於猴子與蚊子之間。後來，當地人進入叢林或森林，被帶有黃熱病毒的蚊子叮咬，開啟了人類被黃熱病毒感染的歷史。

在叢林感染黃熱病毒的人回到村落以後開始發病，在吸了感染者血液的蚊子的媒介傳播之下，原感染者周圍的人也開始被傳染黃熱病。

歷史上，歐洲各國大肆佔領廣大的殖民地，頻繁往來於世界各地，又使黃熱病從非洲擴散出去，在美洲造成流行。除了許多士兵或船員感染了黃熱病，連病媒蚊也能隨著船隻遠渡重洋。當時的船艙底部往往有許多蚊子、飲用水中常有孑孓孵化，此外由於蚊子的卵抗旱能力極佳，貨物上附著的乾蚊子卵在數個月內仍然有孵化能力。

再加上還有許多非洲人被視為奴隸被船載往新世界，也讓體內帶有黃熱病毒的感染者與病媒蚊一起穿越大西洋。那些病媒蚊與黃熱病毒在新大陸定居下來後，疫情也隨之開始蔓延，造成無數的犧牲者。

美洲的黃熱病疫情總會在氣溫開始下降、水開始結霜後明顯趨緩。這種現象在還不了解黃熱病傳染媒介的當時來說，讓大家都覺得神祕而又不可思議！

人體感染實驗

幾個世紀後，世人對於黃熱病的原因仍然眾說紛紜。就連感染者的衣服、物品、臥病期間的寢具，甚至連住的房子都被認為是具傳染性的，而被硫磺蒸燻算是還好的情況，有時甚至會被直接燒毀。

即使是在醫學界，對黃熱病的了解也相當有限。古巴的哈瓦那有位醫師名叫芬萊（Carlos Juan Finlay，一八三三～一九一五年），他當時提出「黃熱病是由病媒蚊所引起」的主張，結果不僅被人稱呼為「怪人」，並將其主張斥為邪說。

一九〇〇年，黃熱病在哈瓦那大流行，奪走了數千名美軍的性命，對軍隊戰力造成嚴重威脅。當時，人們已經知道瘧疾是經由病媒蚊傳播，因此古巴的兩名英國籍醫師也贊同「黃熱病是由病媒蚊所引起」的假設。

這時，美國軍醫瑞德（Walter Reed）少校被派到哈瓦那，奉命查明黃熱病的病因並找出防治對策。瑞德抵達哈瓦那後立刻與怪人芬萊會面，並從芬萊那兒得到了蚊子的卵。瑞德打算將「黃熱病是由病媒蚊所引起」的假設付諸實驗，隨即吩咐拉齊爾（Jesse Lazear）及卡羅（James Carroll）醫師負責孵化那些蚊卵。

由於黃熱病不太會在動物身上發病，因此無法利用動物實驗，只好進行人體感染實驗。黃熱病患者一旦發病就很容易發展成重症，而且有近半數重症患者喪命，這樣的人體感染實驗風險自然非常高。這時主持人體實驗的拉齊爾醫師，還不知道自己即將接受「蚊子的死亡之吻」。

拉齊爾在軍中募集七位志願者，讓雌蚊去吸高燒中的黃熱病患的血液，再將吸飽血液的雌蚊收集在玻璃瓶裡。基於瘧疾的經驗，吸過患者血液的蚊子至少要經過二～三週的時間才能夠感染其他人，於是瑞德指示要等待相同的時間後再進行人體實驗。

但是拉齊爾等不及，提前和其他士兵一起接受吸過患者血液的蚊子叮咬，結果那次果真沒有任何人發病。原因則被歸咎於，從蚊子吸血到人體感染實驗之間的時間間隔不足。

卡羅安慰失望的拉齊爾，兩人開始著手進行下一回合的實驗計畫，精選吸過多位黃熱病患者血液（其中包含兩名重症患者）的高危險性蚊子，再次挑戰人體感染實驗。這回，卡羅與另一名參與實驗的士兵都出現疲倦、發高燒等典型黃熱病症狀，並發展成重症而一度命危，所幸最後兩人後來都順利康復。經過這次實驗，幾乎可以確定黃熱病的致病原因，就是被蚊子叮咬所造成。

可惜的是，卡羅與士兵已經在具有感染風險的黃熱病疫區生活一段時間，因此在接受試驗前，身上可能已存在導致黃熱病的其他因子，所以這次人體實驗仍稱不上完美。

拉齊爾決定再次進行實驗。他走向黃熱病房，親自帶著蚊子過去吸患者的血液。就在這時，病房內飛來一隻蚊子，就停在拉齊爾的手背上。拉齊爾不但不驅趕那隻蚊子，還乾脆讓牠吸自己的血。那是一隻已經在黃熱病患者接連病逝的病房中待過一段時間、早已吸飽病患血液的蚊子。不久之後，拉齊爾開始感到全身疲倦，又是打寒顫，又是發高燒，並於第三天時出現黃疸症狀，隨即不久就不幸病逝了。

一路以來累積而成的研究成果，顯示人體感染實驗已經接近完成。拉齊爾的離去更堅定了瑞德的意志，決心完成找出黃熱病防治對策的使命。

瑞德重新打造感染實驗用的小屋，並以壯烈犧牲的拉齊爾做為命名，以表達對他的敬意。接著，瑞德開始募集感染實驗的志願者，貼出的公告上寫著：「拯救人類之役開始了，有誰志願前來拯救人類？」

志願參加實驗的士兵們先在準備檢疫室中暫時度過幾天，然後正式接受人體實驗。果不其然，士兵們漸漸出現典型的黃熱病症狀，所幸最後士兵們全都保全了性命。只有志願的士兵人數還不夠，於是瑞德又出錢雇用從未感染過黃熱病的西班牙移民繼續進行實驗。這些西班牙移民以兩百美元的代價，接受黃熱病媒蚊的叮咬。實驗過後，有八個人感染黃熱病，其中一名不幸病逝。

另一方面，當時許多人認為接觸過黃熱病患者的衣服或寢具就會被傳染。為了檢驗這個主張是否正確，瑞德讓士兵接觸患者的衣服或寢具，並且觀察他們的情形，結果並沒有任何士兵出現感染症狀。

為了獲得更明確的答案，瑞德安排兩名接觸過患者衣服或寢具的士兵繼續接受實驗，一名士兵被注射患者的血液，另一名則被病媒蚊叮咬。結果兩名士兵都出現黃疸、吐黑血等感染症狀，並陷入瀕臨死亡狀態。可見兩名士兵對黃熱病沒有免疫力，證明接觸患者的衣服或寢具並不會造成感染。

接下來，瑞德又準備了衛生舒適的房間，讓另一批士兵穿著清潔衣物、使用清潔寢具一段時間，再安排他們被病媒蚊叮咬。結果顯示，即使生活在衛生條件良好的環境中，遭病媒蚊叮咬時也會出現典型的黃熱病症狀。

實驗到這邊，瑞德終於能做成結論：在住有或曾經住過黃熱病患者的建築物內之所以會遭到感染，是因為建築物的蚊子曾經叮咬黃熱病患者，當健康者被這些蚊子叮咬時，就會遭到感染。

巴拿馬運河與黃熱病

經由極度危險的人體感染實驗，終於證實病媒蚊是黃熱病的主要感染途徑。既然如此，防治黃熱病的最佳策略，自然就是驅除病媒蚊了。找到原因及防治之道，總算得以繼續進行巴拿馬運河修築工事了！為什麼？且聽我為你說清楚、講明白。

早在十六世紀，神聖羅馬帝國皇帝就曾下令勘查貫穿中美洲航道的可能方案，以縮短往來船隻的航程。巴拿馬是交通往來的樞紐，只要修築八十二公里的運河，就能連結起太平洋與大西洋，讓船隻在兩大洋間快速往來。

之後幾個世紀，許多人提出了各式各樣的巴拿馬運河計畫。到了十九世紀後

建議接種黃熱病疫苗的高風險地區

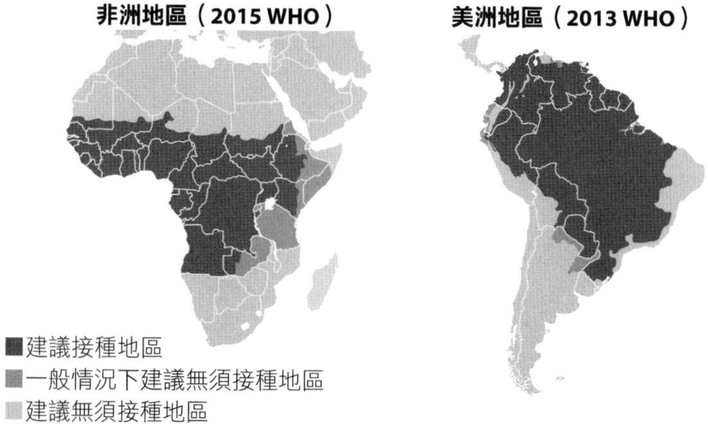

資料來源：日本厚生勞動省檢疫所網站

半葉，終於由法國人開始著手興建。然而當地肆虐的黃熱病與瘧疾，讓修築運河的工人們盛傳巴拿馬是「橫躺入睡，必死無疑」的危險地帶。技術困難加上工人死亡率過高而難以維持工程運作，法國人的開鑿工程最後以失敗告終。

瑞德及其夥伴不負使命找出黃熱病的成因及防治方式，終於讓十六世紀以來修築運河的宏願得以繼續進行。美國人接手巴拿馬運河興建工程後，首要工作就是在當地徹底實施驅蚊作業，於是感染與死亡病例隨之快速驟減。巴拿馬運河之所以能在一九一四年順利完工，傳染病防治奏效是幕後的最大功臣。

一九三〇年代時，黃熱疫苗開發問世。一九四〇年代時，強效殺蟲劑ＤＤＴ也開發問世，並且被大量使用在病媒蚊的驅除作業上。即便是這樣，直到今天，黃熱病依然在熱帶非洲與南美洲流行著，每年依然約有二十萬人遭到感染，約三萬人因而死亡。

目前，非洲與中南美洲共計有四十五個國家、九億人口仍然生活在黃熱病的威脅之中。即使黃熱病疫苗已經問世，由於資金上的困難，難以積極推動疫苗接種作業卻是貧困國家的現況。即使ＷＨＯ或當事國特地為孩童接種疫苗，依然追趕不上黃熱病侵襲當地的腳步。近年來，隨著熱帶雨林及叢林區的快速開發，人類開始深入原本的野生動物棲息地，也大幅提高了遭遇黃熱病毒的風險。

另一方面，「黃熱病為什麼不會在亞洲地區流行呢？」這個問題至今仍然無法解答，因此黃熱病依舊名列在謎團未解的恐怖傳染病名單之中。

04 天花：摧毀阿茲提克文明的傳染病

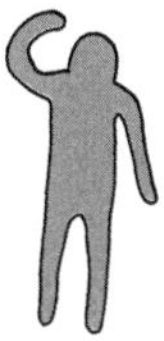

已經被根除的傳染病

天花，是感染天花病毒所引起的疾病。預防天花病毒的疫苗被稱為「牛痘」。我的手臂上就留有接種牛痘的痕跡，不過年輕讀者的手臂上是看不到這種痕跡的，因為世界上最後一起天花病例發生在一九七七年，感染者是非洲東部索馬利亞的一名男子。既然天花這種傳染病已經絕跡，人們自然就沒有必要再接種牛痘了。

天花是第一種被人類從自然界徹底根除的傳染病。為什麼人類能讓天花從地球上消失呢？主要原因在於，疫苗的問世使得人類能夠有效避免天花的感染與發病。加上天花只要感染就會有症狀，患者能夠獲得立即處置，不至於發生無症狀感染者繼續散播病毒的問題。此外，天花只會在人類之間傳播，因此當全球有愈來愈多人接種疫苗，終於成功的根除天花。

日本在一九七六年停止實施天花疫苗的接種。所以說，在那以後出生的年輕世代的手臂上，就不會有接種牛痘所留下的痕跡。

全球曾有十分之一的人口喪命於天花

自從有歷史記載以來，天花就一直與人類同行。人們一旦暴露於存在天花病毒的環境中，幾乎就會感染天花病毒，感染天花病毒後一定會發病，即使在染病以後存活下來，也多半會留下後遺症。過去的人類，就是在對於天花的恐懼之中繁衍子孫，然後眼睜睜的看著身邊的人也感染上天花。

直到疫苗普及的近代為止，日本家庭甚至有「患過天花和痲疹而康復的孩子，才能被算入家庭人口數」的習俗。

在日本，奈良大佛的由來便與天花大流行的歷史緊密連結。西元七三七年，

奈良的大佛

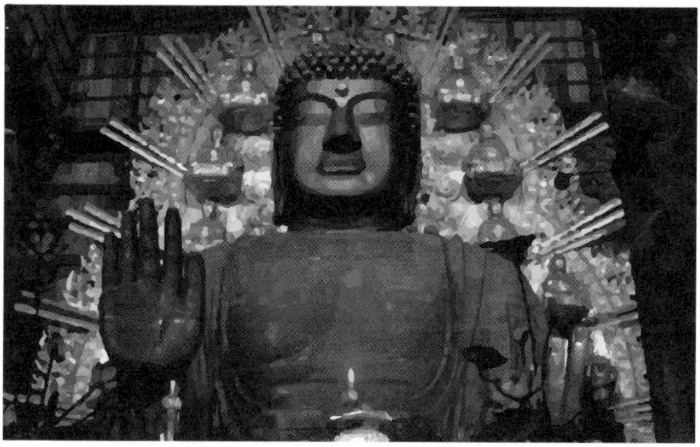

被派遣前往朝鮮半島的外交使節團返回日本，而後隨即上朝廷請安。不幸的是，那一團使節在新羅遇上了天花大流行。

扣除感染天花而喪命的使節，活著返國的使節大約只剩一半。而日本就是在使節團返國的時候，由平城京開始爆發天花大流行。當時權勢正旺的藤原氏四兄弟全都在這波疫情中感染上天花而過世。當然，許多的民眾也因為感染天花而喪命。聖武天皇於是在西元七四七年開始在奈良建造大佛，以祈求天花所造成的悲劇能夠停歇，祈求國泰民安。

直到一九七八年最後一位天花患者死亡為止，世界上究竟有多少人感染天花而死亡呢？正確的數字無從考究，不過根據估算，至少有全球十分之一的人死於天花。雖然WHO於一九八〇年正式宣布天花自地球上根除，並建議各國全面停止施打牛痘疫苗，但光是在二十世紀的前幾十年裡，就有三億人因為感染天花而死亡。

三億這個數字非常驚人。如果用數字具體說明，二十世紀發生了好幾場慘絕人寰的戰爭，像是兩次世界大戰，但是因戰爭而死亡的人數全部加起來還不到一億人。可見，天花是多麼恐怖的一種傳染病啊！

天花的特徵

天花是只有人類才會感染的疾病。感染天花以後的症狀相當激烈，致死率高達二〇～五〇％。

天花病毒是從口、鼻入侵人體的。首先會在口腔或喉嚨的黏膜繁殖，接著侵入淋巴結繼續繁殖。在淋巴結繁殖的病毒會進入血管，乘著血流到達各個臟器，在脾臟、肝臟、肺臟等器官中繁殖。

天花的潛伏期平均約為十二～十四天。天花並沒有無症狀感染的特性，只要感染了天花病毒就一定會發病。發病初期主要會出現高燒與明顯的出疹症狀。

當天花病毒進入肺臟、脾臟或肝臟中並開始繁殖，感染者可能出現攝氏四十一度的高燒，以及頭痛、腹痛、嘔吐等症狀。接下來，天花病毒會侵犯皮膚，讓感染者長出點狀鼓起來的紅色疹子。之後紅疹一般會擴散到臉部、手臂和腿部，並漸漸形成水泡。水泡隆起但中心凹陷，內部充滿含有天花病毒的液體。

這些水泡會在感染兩週內發展成膿包，然後逐漸結痂。痂皮脫落乾淨後，會形成一個個直徑約一公分的褪色疤痕。這些疤痕會終身殘留，是曾感染天花者的重要特徵，因此日本江戶時代曾有「天花定外觀」的俗語。

天花為一種感染力極強的病毒，患者在感染初期出現發燒症狀時就具有傳染性，可能透過打噴嚏、咳嗽傳染給周遭的人。出疹期間傳染性最強，水泡中的液體、膿疱乾燥脫落後的痂皮都具有高度傳染性。

天花病毒的感染力強、性質穩定，是一種不容易陷入不活化狀態的頑強病毒，而且對天花不具免疫力的人，一旦接觸幾乎都會被感染。因此在過去，天花患者的痂皮還曾被用來當生化武器使用呢！

被天花所滅亡的阿茲提克文明

一九四二年，哥倫布在西班牙王室贊助下航行美洲。當時西班牙人為了謀取更多土地與財富，數度組成遠征隊對新大陸展開殖民行動。

新大陸原本並不存在天花或麻疹這兩種傳染疾病。換句話說，就新大陸的原住民而言，他們對於天花與麻疹並不具備免疫力，一旦遭到病原體侵襲，往往會興起大流行，甚至可能會發展成重症。

另一方面，就西班牙人而言，天花或麻疹都是只要感染過一次，之後再接觸到也不會發病的傳染病。由於歐洲自從五世紀以來就反覆流行天花與麻疹，所以西班牙遠征隊成員多數在過去皆已感染過，因此早已獲得免疫。

然而隨著西班牙人持續移民到新大陸，天花病毒與麻疹病毒就在非預期的情況下被送上了新大陸。傳染病流行的起點是加勒比海，一開始是西班牙在美洲建立的第一個殖民據點：海地島，不久後又隨著殖民者的腳步擴散到古巴。

一五一八年，天花在海地島與古巴群島上爆發大流行。已經對天花免疫的西班牙人並沒有發病，但島上的印地安人沒有免疫力，所以在天花大流行肆虐下導致人口瞬間大減。

一五一八年十一月，探險家科爾特斯（Hernan Cortes）率領四百名西班牙人從古巴前往墨西哥，意圖擴張殖民版圖。墨西哥是中美洲最後的偉大文明阿茲提克文明的所在地。阿茲提克帝國首都位於特諾奇提特蘭城（人口約二十萬，是當時中美洲最大的城市），這個水上城市不但擁有聳立於潟湖上的大神殿，還有水上庭園及許多人工運河，處處散發著神祕之美。

阿茲提克國王迎接西班牙入城，結果反而被科爾特斯趁機軟禁起來。然而阿茲提克士兵人數畢竟占壓倒性優勢，西班牙人寡不敵眾，不得不逃往與阿茲提克敵對的鄰近城邦。雖然如此，西班牙人卻意外的在阿茲提克留下了恐怖的武器：天花。

西班牙人帶過來的奴隸當中有人感染了天花，於是這支殖民隊伍就這麼將天花病毒散播在墨西哥的猶加敦半島上，點燃了流行疫情的狼煙。一年後，當科爾特斯重新編整軍隊，再度抵達特諾奇提特蘭城時，天花已經在當地流行。

阿茲提克軍隊受到天花的影響遭到嚴重擊潰，末代國王與身邊的大臣不僅被西班牙人驅逐，還紛紛感染天花而死亡。疫情一路擴散，城內與街上滿是因為天花而病死的人。過去憑恃強大軍力而崛起的阿茲提克帝國，竟然因為這場天花大流行，就隨著美麗的水上城市一起消失在世人面前。

後來，西班牙殖民者破壞了原有的特諾奇提特蘭城，並將整個潟湖填平，於原址上重新建立一個新的城市，也就是日後的墨西哥市。而特諾奇提特蘭城的昔日聖地，也就是大神廟遺址，就位於現今墨西哥市中心旁。

印加帝國也遭天花波及

天花並沒有因為阿茲提克帝國的滅亡而停歇，在不具備免疫力的新大陸人群中，天花由一人傳染過一人，由一鎮傳染過一鎮，疫情持續不斷的擴大。

一五二五年，天花病毒終於往南蔓延至南美洲的印加帝國。西班牙殖民者皮薩羅（Francisco Pizarro）於一五三一年時，率領一小支部隊在祕魯登陸。短短兩年，就以六十七名騎兵與一百一十名步兵占領了整個印加帝國。當時正值印加帝國陷入天花大流行的疫情最高峰時期。

從西班牙人入侵開始一直到十六世紀中葉，天花與麻疹等傳染病流行的結果，導致阿茲提克帝國的人口從兩千五百萬人驟減至三百萬人，印加帝國的人口則是從一千萬人驟減至一百三十萬人。

就在天花與麻疹的疫情最為嚴重時，當地的原住民齊聲發出共同的疑問：「為什麼西班牙人都不會被那些疫病侵襲，只有我們當地人飽受疫病所苦呢？」

對於這個疑問，原住民想出了這麼一個答案：

「因為西班牙神比阿茲提克神厲害。既然西班牙人是為了統治阿茲提克而來的，阿茲提克人反抗西班牙人當然會遭受天譴（感染天花或麻疹）啊！」

其實，從醫學的角度來思考這個問題，人體只要感染過一次，就能對天花或麻疹的病原體免疫（適應），那麼之後再次暴露在有病原體的環境中，頂多只會出現輕症，甚至還能免除發病，這就是所謂的「免疫」。

可惜免疫學知識還要再等上三百年後才會出現。總之，在天花的疫情爆發後，許多美洲的原住民都在恐懼的心理之下，放棄傳統信仰與文化，改信西班牙人的神。

天花加速了歐洲諸國的殖民進程。哥倫布初到美洲大陸時，南、北美洲大陸人口合計約有七千兩百萬人，但是到了一六二〇年時，在天花等傳染病與戰爭的肆虐之下，人口竟然驟降到僅剩下六十萬人的程度，由此可見，天花的威力相當驚人！

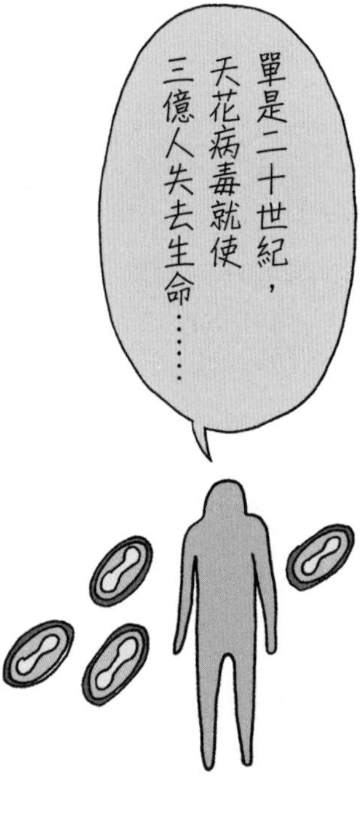

Part 3

捲土重來的傳染病

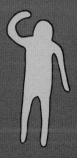

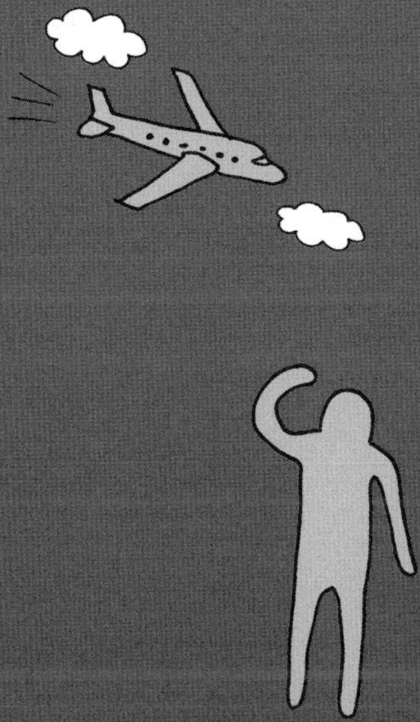

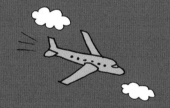

01

結核病：被人忽略的「隱形殺手」

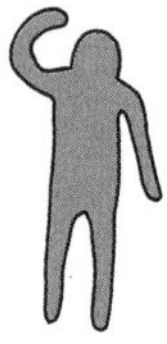

全世界有三分之一人口感染結核病！

愛滋病、結核病與瘧疾被人稱為「世界三大傳染病」。其中，結核病是死亡人數僅次於愛滋病的第二大重大疾病，目前全世界約有三分之一人口感染了結核病。結核病是感染結核菌而致病的慢性傳染病，在二〇一七年間，全世界有一千萬人出現病症，並有一百六十萬人因而死亡。

更恐怖的是，其中有數十萬起病例屬於「多重抗藥性結核病」。這類患者感染的結核菌對目前兩種一線治療藥物「異菸鹼醯肼」（Isoniazid）與「利福平」（Rifampin）皆具有抗藥性，使得醫師能選用的藥物相當受限，因此在治療上相當困難。

經過以上介紹，或許有些讀者會認為，結核病應該是發展中國家會面臨的問題，對於生活在已開發國家的人來說，應該沒什麼影響吧。的確，結核病的死亡病例有九成五以上發生在中低所得國家，所以有些人會這麼想。

但事實上，根據二〇一六年的研究發現，日本的結核病患比例已經來到每十萬人就有一四．四人的程度。相較於多數先進國家每十萬人有不到十人罹患結核病的程度，日本算是結核病的中度流行國家。二〇一六年，日本的新增結核病例就超過一萬八千起，死亡病例有一千九百多人。

日本從明治時代起，中間經歷了第一、二次世界大戰，到了昭和二十年開始的一段期間（一九四五～一九五四年），有相當多日本國民感染結核菌並且發病。因此在那個年代，結核病被稱為日本的「國民病」；又因為結核病造成許多國民死亡，使社會深受打擊，因此也被稱為「亡國病」。當時的日本國民將結核病視為「白死病」而感到相當畏懼。

一九四四年，美國生化暨微生物學家瓦克斯曼（Selman A. Waksman）從放線菌的培養液中分離出鏈黴素，並以鏈黴素成功治癒肺結核患者。在有效抗生素的發現及政府致力於推動對抗結核病的全國性政策下，終於讓結核病的死亡率快速下降。

但是，近年來的研究卻發現，日本每天平均約有五十六起新增病例及六起死亡病例。由此看來，結核病似乎有機會在今後的日本造成流行，這究竟是怎麼一回事呢？

結核病如何傳染？

結核病是感染結核菌而引發的傳染病。基本上，結核病屬於全身性感染症，但以肺部發炎為最主要症狀，因此結核病在過去常被稱為「肺結核」。雖然只有部分的結核病患會釋出結核菌，但是在會釋出結核菌的結核病患痰液中，結核菌量特別多。

結核菌會隨著患者咳嗽、打噴嚏或說話時所產生的飛沫在空氣中飛散。而結核菌就是透過以上方式讓人吸入而感染，也就是透過「空氣傳染」。

但是，結核菌必須到達肺部深處的支氣管壁才能造成感染。由於飛沫等較大的粒子會被支氣管的黏膜吸住，或是被鼻毛或支氣管腔內壁的纖毛運動排出，所以實際上結核菌其實是難以到達肺部深處的。

另外，在繁殖所需要的時間方面，結核菌的繁殖效率相當差，比一般細菌或病毒慢上數十倍、甚至數百倍。與麻疹或流行性感冒等傳染病相比，算是傳染力比較弱的傳染病。因此，只要會釋出結核菌的結核病患沒有長期且密切的與他人接觸，其實並不容易將結核病傳染給他人。

既然結核病不易傳染，那又為什麼會有那麼多人被感染呢？問題的癥結在於，在患者出現症狀並接受診治前，通常不會意識到自己已經感染結核菌；然而當患者發病後，會開始大量釋出結核菌，無意間將結核菌帶到職場、學校或家庭中，在緊密的人際互動下，特別容易導致結核病的傳染。二〇一六年時，日本的涉谷警察署、佐賀縣的醫療機構、東京的日本語學校，就曾爆發結核病群聚感染事件。

感染與發病的差別

就結核病而言，「感染」與「發病」是有必要加以區別的。

當人類暴露於存在結核菌的環境中，遭到「感染」的機率大約是三〇％。也就是說，遭受結核菌感染後是不一定會發病的。

所謂「發病」，是指遭到感染以後，結核菌開始活動、繁殖，並且破壞人體的組織。感染結核菌後，由於人體免疫力可以抑制結核菌的繁殖，因此多數不會立即發病。結核病發病的機率，會因為年齡層、生活環境或社會狀況等因素而有所差異。

疫苗的接種也會影響結核病的發病比率。有接種卡介苗的人，其發病機率約為五～一〇％，其中大約有半數的人在感染後的一年以內會發病。過去也曾出現在遭到群聚感染的年輕人中，發病率高達一〇～二〇％以上。

另外，如果患者感染愛滋病毒，或是罹患糖尿病等慢性疾病，也會因為免疫力下降而影響結核病的發病與癒後情形。

日本結核病患者的各年齡層占比（2014年）

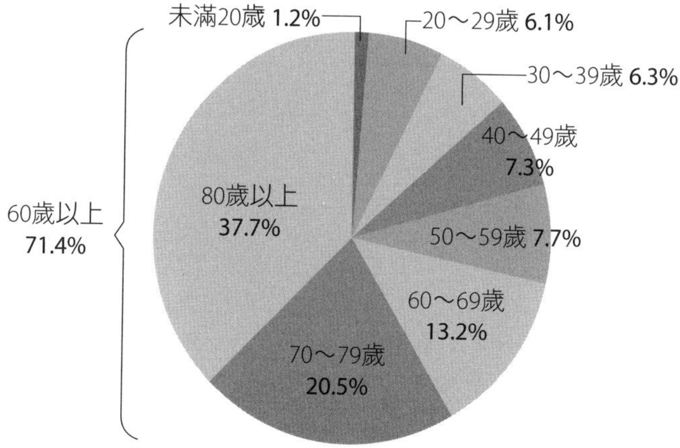

資料來源：日本厚生勞動省網站

目前，日本結核病患的新增病例有七成來自六十歲以上的族群。而且有半數以上是來自七十歲以上的高齡族群。由於日本正急速邁向高齡化社會，因此，當患者年紀漸長使得潛在結核菌恢復活躍而導致發病，以及結核病患者的高齡化，恐怕都將成為日本今後的重大潛在醫療問題。

結核病屬於全身性的感染症

結核病發病（即出現症狀）後，結核菌就會藉由患者咳嗽或咳痰而被釋放到空氣中，這個現象稱為「排菌」。不過，也有即使發病卻不排菌的情況，假如是這種情況，患者就不會成為感染源。

即使人體的免疫力能夠抑制結核菌繁殖，也無法滅除所有的結核菌。因為結核菌會在人體免疫細胞內為了封鎖細菌而製造的肉芽腫中心部（乾酪狀壞死病灶）中，與人體的免疫系統巧妙的保持平衡，藉以苟延殘喘存活下去。

結果，結核菌就這麼在人體內與人類共同存活，於是成為潛伏性肺結核。根據研究顯示，有些感染者與體內潛伏的結核菌共存了數年、甚至是數十年以後才發病。

結核菌侵入肺部以後，會產生特有的結核結節（由免疫細胞聚集而成的肉芽腫）。不過在這個階段，感染者並不會出現症狀，而是等到身體的抵抗力衰弱時，前面所提到的乾酪狀壞死病灶變成液狀以後，結核菌才會被釋放到外部，並開始繁殖。在接下來的幾個月以內，感染者會在咳嗽、發燒、盜虛汗、體重減輕等症狀中度過，不過因為症狀輕微，所以感染者通常會延遲就醫，因而在這段期間內將結核菌傳染給周遭的人。

當結核菌增殖而引起肺炎以後，發燒、咳痰、咳血等症狀就會開始出現。

而且當發炎的症狀開始變得愈來愈嚴重，組織就會遭到破壞，變成類似化膿的狀態。當病症更進一步發展時，融化的肺部組織就會因為咳嗽或打噴嚏，透過支氣管被排出去，使結核菌的病灶變成空洞。由於結核菌喜愛氧氣，所以肺的空洞剛好成為提供結核菌大量繁殖的環境。

難以計數的結核病變

雖然結核病多以肺結核的形式出現。但事實上，結核病屬於全身性感染症。當結核菌從肺的入口「肺門」的淋巴結病灶開始，會先通過淋巴管在脖子的根部到達靜脈。結核菌一旦進入血液，其他的臟器也會遭受波及。

一旦大量的結核菌進入血液開始循環，就會在肝臟、脾臟、肺臟、咽喉、腸道、眼睛、耳朵、皮膚或腦部等各個臟器，造成難以計數的結核病變，醫學上稱之為「粟粒性結核」。

當結核菌到達腦部以後，會在腦膜（包覆腦部的膜）造成病灶，引發結核性腦膜炎，大約有三分之一的病患會因而死亡，即使治癒也會留下嚴重的後遺症。

依據病灶形成的部位，結核病又可以分成：脊椎結核、腎結核、腸結核、膀胱結核等。

怠慢治療結核病，可能導致肺部組織遭受破壞而引發呼吸困難，或導致各部位臟器組織遭受破壞，而造成臟器功能不全，最後喪失性命。

結核病的治療用藥與抗藥性

即使被診斷出結核病，只要耐心花上半年的時間，每天按時服用醫師開立的抗生素，結核病是可以被治癒的。重點是，即使症狀已經消除，只要還在藥物治療期間，絕對不可以自行中斷用藥。

任意中斷用藥會帶來嚴重的後果，不只是可能導致治療失敗，還會使體內的結核菌產生抗藥性，因而惡化成藥物完全醫治不了的「多重抗藥性結核病」。「多重抗藥性結核病」是目前國際傳染病防治上感到最棘手的疾病。對付這類結核菌的標準療法，是合併使用二～四種抗結核藥劑，進行為期六個月的治療。其中藥效最強的兩種藥劑，是「異菸鹼醯肼」與「利福平」。

許多國家都曾針對結核菌展開抗藥性調查，結果各國都發現對至少一種標準抗結核藥產生抗藥性的結核菌。甚至還發現對於異菸鹼醯肼與利福平都具有抗藥性的「多重抗藥性結核病」。

一旦罹患「多重抗藥性結核病」，無法使用第一線抗生素，只能利用第二線抗生素進行治療，不但在選擇上比較受限，所需要的治療時間也比較長。在日本，結核病的治癒率大約是八〇％，但若罹患的是「多重抗藥性結核病」，那麼治癒率可能下降到五〇％。

若多重抗藥性結核菌繼續產生變異，而對治療「多重抗藥性結核病」的藥物也產生抗藥性時（對任何一種「氟喹諾酮」類藥物有抗藥性，以及一種以上注射型抗結核病藥物產生抗藥性），就會成為「超級抗藥性結核病」。此時已經無法利用抗結核藥物治療，因此它的治癒率更低，僅剩三〇％而已。

隨著「多重抗藥性結核病」與「超級抗藥性結核病」的蔓延，結核病的治療會變得非常不容易，不僅治癒率更低，對於健康的危害也將更加嚴重。如果不幸被感染，在治療初期就會面臨極度困難的狀況。

結核病的全球概況

目前在全世界，以非洲與東南亞地區的結核病例正在激增當中。尤其在非洲地區，新增的結核病例已經比二十年前增加了一倍。

此外有報告指出，由於愛滋病毒感染者與愛滋病患者的增加，患者的低免疫力也增加結核病的發病機率。同時感染愛滋病毒與結核菌的患者，為結核病重症的高危險群。

全世界在二〇一三年有四十八萬人死於「多重抗藥性結核病」，而俄羅斯、中國、印度三國就囊括了半數以上的死亡病例。根據推斷，在這些病例中，有九%的病例屬於「超級抗藥性結核病」。

抗藥性結核菌的發生與不適當的治療及用藥品質低劣有關。因此，全世界是否能強化相關控管並制定相關對策，是今後防治抗藥性結核菌的重要課題。

另一方面，日本二十幾歲的年輕結核病患者中，大約有半數（二〇一四年時有四三%的病例）是從亞洲各國返回日本後發病。亞洲各國不但出現新增結核病例激增的情形，而且在過去沒有結核病史的新增病例中，每二十五例就有一例屬於「多重抗藥性結核病」。亞洲各國與日本間的交流頻繁，使得境外移入抗藥性結核的風險大幅提升，實在令人擔憂。

再加上，北至俄羅斯、南至南非的廣大區域中，還有「北京型菌株」的結核病正在蔓延，日本也被包含在這個區域之內。

「北京型菌株」是比較新型的結核菌，特徵是高發病率、高傳播性、高傳染力，而且很容易復發。因此，日本的醫界也很擔心，這種結核菌說不定已經存在於日本。

抗結核新藥與新藥帶來的疑慮

睽違四十年，終於又有抗結核新藥「貝達喹啉」（Bedaquiline）與「德拉馬尼」（Pretomanid）問世。這兩種新抗生素的作用機制與過去使用的抗生素截然不同，因此在抗藥性結核病的治療上具有良好效果。

雖然如此，抗藥性結核病的擴散情形仍令人擔憂，醫學界特別警告，感染抗藥結合菌株的威脅仍然與日俱增。

要是結核病有一天再次無藥可醫，那麼過去被稱為「白死病」的恐怖結核病時代，恐怕又將再度降臨。

02 破傷風：伴隨災害而來的傳染病

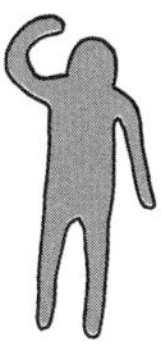

至今仍存在於地球上的破傷風桿菌

二〇一一年三月十一日發生的東日本大地震，地震伴隨著巨大的海嘯，為沿海地區帶來嚴重災害。震災過後，更傳出數起破傷風病例。

破傷風是由細菌所引起的嚴重傳染疾病，在過去曾奪走相當多人的性命。

自從一九六八年起，日本政府依據《預防接種法》，以市、鎮、村為單位，定期辦理「白喉、百日咳、破傷風三合一疫苗」的接種，使得破傷風病例大幅減少。目前日本每年感染破傷風的人數，約為百人左右。

破傷風是只要接種疫苗就能預防的傳染病。可是為什麼還會有少數病例出現呢？那是因為目前的破傷風感染者多為未曾接種過疫苗，或是接種時間已經超過十年而未再追加接種的人。

然而，在發展中國家每年還是會出現上百萬名破傷風患者。綜觀全世界破傷風感染現況，可以發現破傷風的感染風險會因為地震、水災等災害而升高，因此破傷風是災害發生時必須格外注意的恐怖傳染病。

破傷風的病原體是破傷風桿菌，廣泛存在於土壤以及動物（馬、羊、牛、狗、貓、鼠、天竺鼠、雞、人等）的腸道或糞便中。尤其是飼養馬匹的馬廄及其周邊環境，經常是破傷風桿菌的高度汙染區。另外，以家畜糞便施肥的土壤，也會含有大量破傷風桿菌。

當破傷風桿菌處於不適合生長的環境時會長出芽孢，細菌得以在被覆堅硬外殼的芽孢中進入靜止活動的休眠狀態。破傷風桿菌芽孢能夠忍受高溫、乾燥及一般消毒抗菌劑，頑強的潛伏在環境中生存。一旦環境條件好轉，芽孢就會脫離休眠狀態，再度開始發芽與繁殖。

附帶一提，被當做生化武器的白色粉末狀的炭疽桿菌，就是因為它的芽孢有著與結核桿菌相同的特性，所以遭到惡用。

破傷風的恐怖症狀

破傷風桿菌會以芽孢的形式由傷口侵入人體。在被泥土中的異物劃傷腳、被釘子刺傷、跌倒受傷、燙傷而產生的傷口，或是因為農耕、園藝作業產生的傷口，以及日常生活中無意間產生的小傷口等，都會提供破傷風桿菌芽孢侵入體內的機會。有超過兩成的破傷風病例，無法確認細菌到底是從哪個部位侵入體內，這個意味著：即使是非常細微的小傷口，也有可能被破傷風桿菌感染。

破傷風桿菌屬於厭氧性細菌，適合在氧氣稀少的環境中發芽。傷口壞死的組織會導致局部氧濃度降低，有利於破傷風桿菌在人體內繁殖，進而釋放出「破傷風痙攣毒素」等外毒素。這種毒素屬於強力神經毒素，毒性僅次於造成食物中毒的肉毒桿菌毒素。

破傷風痙攣毒素能被傷口周圍的運動神經所吸收，一方面侵犯神經機能，一方面向脊髓、腦神經的運動神經中樞移動，進而引起破傷風的臨床症狀。

破傷風痙攣毒素與神經結合後，會抑制肌肉收縮機能的傳導物質釋出而受到抑制，導致肌肉完全不受控制而收縮，因而變得僵硬。因此，破傷風的典型症狀就是肌肉僵硬。而破傷風的英語「tetanus」，其實就是源自於希臘語的肌肉僵硬「twtano」。

破傷風的潛伏期是三～二十一天，大部分病例在十四天內發生。從受傷幾天後開始，感染者就會感到頭痛、不舒服或身體癢癢的。然後下顎或嘴部的肌肉也逐漸變得僵硬而不靈活，臉部歪扭，舌頭扭結，嘴巴張不太開，說話或吞嚥都變得不順暢。破傷風的症狀分為局部型、腦型與全身型三種，大約有八〇％的患者的症狀屬於全身型。

破傷風痙攣的典型特徵，包括「痙笑」與「角弓反張」。

所謂「痙笑」，是當破傷風痙攣毒素到達臉頰時，臉部肌肉會出現痙攣，嘴巴被往橫向拉扯而微微張開並露出牙齒，彷彿是在咧嘴笑的表情。除此之外，脖子的肌肉也會痙攣。

接下來，患者會突然覺得四肢僵直、行走困難。然後全身的肌肉開始僵硬，出現激烈的痙攣性肌肉僵直，其中又以背肌、嚼肌等大又有力的肌肉部位的僵硬症狀尤其明顯。此外，也會造成開口障礙、吞嚥困難，甚至有可能造成骨折。

有些患者還會出現「角弓反張」，也就是身體會呈現向後反弓的姿勢，像是花式溜冰中的「伊娜鮑爾姿勢」（Ina bauer）那樣，以弓箭步向前滑行，同時張開雙手且上半身往後彎折。

由於光與聲音等刺激都會誘發痙攣性肌肉僵直，所以患者需要絕對的安靜。即使這樣，到了最後，呼吸肌還是會變得僵硬而導致呼吸困難。由於在這些症狀出現的期間，患者本人的意識是清楚的，因此伴隨疼痛的發作往往使患者感到恐懼，帶給患者精神上極大的痛苦。

就這樣，每次達數分鐘之久的痙攣頻繁發作會持續三～四週，破傷風症狀至少要經過幾個月以後才會消除。儘管日本以早期診斷加上抗血清療法、肌肉鬆弛劑、人工呼吸的治療方式，已提升破傷風患者被治癒與康復的可能性，但即便是現在，仍有一成破傷風患者死於呼吸困難。

注射破傷風免疫球蛋白雖能中和游離在血液中還未與組織結合的破傷風毒

素，卻無法中和已經與組織結合的毒素。毒素一旦與神經結合就不會分離，因此在患者發病初期就須立即趁早開始集中治療。不過當災害來臨時，醫療資源往往變得有限，使得破傷風患者在早期接受妥善治療的難度變得更高。

由於只要極微量的破傷風痙攣毒素就足以使破傷風發病，所以患者即使康復也無法完全免疫。破傷風痙攣毒素對於人體的致死量，是每一公斤體重對二・五奈克的破傷風痙攣毒素（一奈克是一公克的十億分之一）。以體重六〇公斤的人為例，只需要一百五十奈克這麼一點點的量就足以陷入死地。

破傷風不僅恐怖，而且有重複感染的可能性。因此有必要接種破傷風類毒素疫苗，以幫助身體產生免疫力。

此外，不僅災害來臨時必須注意防範感染破傷風，當我們要前往破傷風流行、較難取得醫療服務的海外國家時，利用疫苗預防感染也是必要的措施。

任何人都有感染破傷風的風險

破傷風這個名稱中，「風」這個字意味著它會使肢體感覺麻麻的或麻痺。按字面解釋，破傷風的意思是「在破掉的傷口處，興起風（麻痺的感覺）」。這樣的命名，其實已經揭示了這種恐怖傳染病的感染途徑。

破傷風是不會人傳人的傳染病。破傷風桿菌廣泛存在於土壤中，因此只要身體出現傷口，就有遭受感染的風險。由於在日常生活中不要接觸到破傷風桿菌幾乎是不可能的，所以任何人都有遭到破傷風桿菌感染的風險。

日本在一九五二年開始，以任意接種的方式提供「破傷風類毒素疫苗」。在一九六八年起，開辦「白喉、百日咳、破傷風三合一疫苗」（DPT疫苗）的定期預防接種。自從實施三合一疫苗的定期接種以後，日本的破傷風患者人數與死亡人數都已經陸續下降。

現在的日本，隨著疫苗接種的普及，幾乎已經不再傳出幼童或年輕成年人感染破傷風的病例。但是在實施定期接種政策前，也就是現年中高齡以上的多數民眾，對於破傷風並不具備免疫能力。根據平成十八年（二〇〇六年）的統計數據，在日本的破傷風病例當中，有高達九五％的比例是三十歲以上的成年人。

災害來臨時最容易發生

我們可以想像的是，當災害發生時，不但受傷的風險增高，急救醫療的獲得也會陷入困難。說得更極端一點，當災害發生時，別說是醫療服務，就連清洗傷口所需的安全用水都可能匱乏。

假如一直不能將泥土、雜質與病原體沖洗掉，將可能讓破傷風桿菌芽孢一直留存在身體上，那麼經過一段時間後，傷口就會遭到破傷風桿菌感染。要是再延誤治療時機，破傷風痙攣毒素導致破傷風病發的風險就會升高。

在二〇一一年三月十一日發生東日本大地震時，根據岩手縣及宮城縣醫療機構的報告顯示，因為被海嘯沖走或在避難期間受傷而感染破傷風的患者，也就是與震災有關的破傷風病例，全都來自五十歲以上的中高齡族群。

當大規模的災害發生時，醫療服務可能會受到相當的限制，疫苗或藥品的取得可能都會變得非常困難。因此，民眾在平時就可以主動接種疫苗，預防因自然災害而感染破傷風的機會。

以破傷風為主題的日本文學作品

對於現代人而言，破傷風似乎是一種很遙遠的疾病，難以想像它在過去對人們造成的威脅。以下介紹幾本紀實性日本文學作品，可以幫助讀者了解當時的情況。我自己也是透過這些作品，才更加理解破傷風這種恐怖的傳染病。

第一本是長塚節的小說《土》。內容描寫在昭和二〇年代（正值第二次世界大戰後期），一名農家主婦迫於貧窮而不得不墮掉第三胎。當時日本民間盛行的墮胎方式，是將燈籠草根洗淨且晒乾後插入子宮來進行人工流產。在這樣的過程中，她不幸被草根劃出傷口而感染破傷風，最後因為典型的破傷風症狀發作而死亡。小說中對於破傷風症狀的描述，簡直到了太過詳盡寫實的程度。

第二本是三木卓的小說《顫抖的舌》。內容描寫四歲的小女孩在海邊玩沙時，因為極小的傷口而感染破傷風，小女孩發病後與家人一起努力對抗疾病，最終達到精神所難以承受的極限。這部小說後來被導演野村芳太郎翻拍成電影，是一部能讓觀眾體會破傷風真正恐怖之處的作品。

世界上第一次將破傷風桿菌培養成功的人，是曾在德國留學的北里柴三郎博士（一八五三～一九三一）。北里博士後來更開發出能有效治療破傷風的血清治療法。在他身處的那個年代，全世界每年多達八十萬～一百萬人死於破傷風。

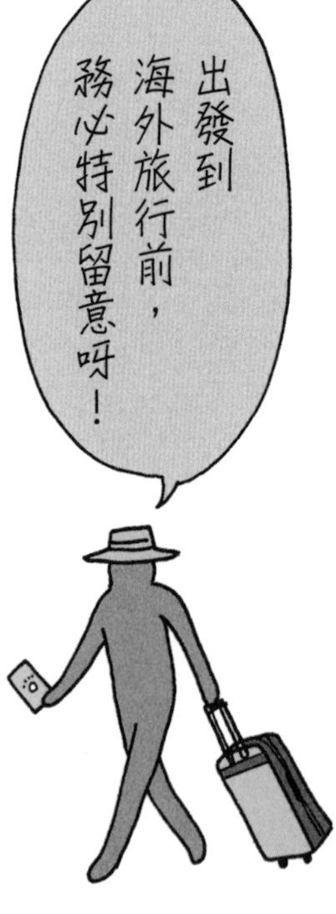

03 麻疹：曾經是「一病定生死」的傳染病

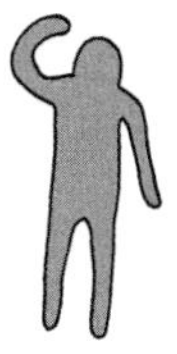

白色的斑點，紅色的疹子

麻疹是由麻疹病毒引起的急性全身性感染症。經過八～十二天的潛伏期以後，患者會出現類似感冒的症狀（例如發燒到三十八度左右、咳嗽、打噴嚏、流鼻水、結膜充血等）。上述症狀出現三～四天後，口腔內會出現麻疹特有的白色小斑點，稱為「柯氏斑點」。

再過二十四～四十八小時後，患者會開始長出麻疹特有的紅色疹子。疹子剛開始通常會出現於耳朵、後頸、額頭等部位，隔天開始擴散到臉部、軀體、手腕，最後擴散到全身。高燒則會持續三～四天。

目前並沒有針對麻疹病毒的特效藥，只能採取症狀治療來緩和症狀。發疹期的高燒退下來以後，疹子也會跟著消褪。只要沒有併發症，大約七～十天就能夠康復。

以現今醫療水準來說，麻疹的致死率約為千分之一。但對過去的日本人而言，「得麻疹」似乎被認為是一件命中注定的事，彷彿幾乎所有人在一生當中都會得一次。甚至有這樣的說法：當小孩子通過麻疹考驗而順利存活下來，才會被算入家中的小孩人數。可見，麻疹曾是多麼恐怖的傳染病。

在十一世紀的日本，麻疹被稱為「紅斑瘡」，這個名稱應該是由長出來的紅疹被俗稱為「紅斑痘」或「紅痘」而來。不過，麻疹真正恐怖的地方，其實是與它合併出現的嚴重併發症。

麻疹的恐怖併發症

麻疹癒後不良時的併發症主要是肺炎、腦炎及中耳炎。也可能併發罕見的「亞急性硬化性全腦炎」（subacute sclerosing panencephalitis，簡稱 SSPE）。

「亞急性硬化性全腦炎」可能會在感染麻疹以後，時間間隔長達數年到數十年才發病。原因是麻疹病毒還潛伏在腦內持續感染腦部，不過目前醫學界還不清楚麻疹病毒造成「亞急性硬化性全腦炎」的發病機制。

至今依然缺乏徹底治療「亞急性硬化性全腦炎」的方法，所以絕大部分患者都會死於這種併發症，是一種說來令人悲傷的疾病。這種疾病通常是發生在學齡期，發病初期往往因為患者出現學習能力減弱、健忘、情緒不穩定、寫字變醜、行為模式改變、身體會突然顫抖等現象而被注意到。

我以前任職於國立傳染病研究所時，曾聽併發「亞急性硬化性全腦炎」孩童的母親描述，起先因為孩子變得老是在發呆又丟三落四的，於是訓斥孩子：「為什麼你老是這樣呢？你以前明明是個好孩子！」後來知情孩子真實情況以後，這位母親非常懊悔的哭著對我說：「明明是麻疹病毒造成的併發症，而且還是治不好的病，孩子竟然還被我罵成那樣，我可憐的孩子啊。」

過去在麻疹大流行時，每年大約會出現五~十起「亞急性硬化性全腦炎」病例。後來隨著麻疹疫苗的普及已經逐漸減少，近十年間大約減少到每年一到四起病例。日本目前大約有一百五十名「亞急性硬化性全腦炎」患者。麻疹感染者併發「亞急性硬化性全腦炎」的比例，大約是每數萬人中出現一人的程度。

麻疹的預防對策

麻疹病毒的傳染方式是空氣傳染、飛沫傳染與接觸傳染。它能夠人傳人，而且傳染力非常強，對麻疹還不具備免疫力的人一旦暴露在存在麻疹病毒的環境中，發病機率幾乎高達一〇〇%。

由於麻疹可以藉由空氣傳染，所以沒辦法光靠戴口罩或洗手的方式預防感染，只有接種預防疫苗才是最有效的預防辦法。麻疹疫苗在一九六〇年問世，日本則是在一九七八年實施定期接種麻疹疫苗的政策，會對一歲幼童施打一劑「麻疹疫苗」。

然而日本國內還是在二〇〇六年時，爆發了十萬人規模的麻疹流行疫情，感染者大多是高中生或大學生，而且患者曾經在孩童時代接種過一劑麻疹疫苗。

其實，類似這樣發生在青少年族群的麻疹流行疫情，大約從二〇〇〇年開始就陸陸續續在各地發生。因此，日本自從二〇〇六年起變更接種政策，改為針對一歲幼童與小學入學前的兒童施打共兩劑「麻疹與德國麻疹二合一疫苗」。

自從開始為孩童接種兩劑麻疹與德國麻疹二合一疫苗後，日本國內的麻疹流行疫情就獲得了抑制。到了二〇一五年三月時，終於獲得WHO承認「日本已經排除麻疹疫情」，這代表曾經廣為流行的麻疹已經自日本消失了。

今後可能面臨的危機

儘管世界各國紛紛以排除麻疹做為防疫目標，但至今麻疹依然在一些國家流行著，例如：中國、蒙古、印尼等亞洲國家，而且這些國家與日本又有頻繁的交流。

二〇一六年的夏天，日本的關西國際機場、幕張國際展覽館，以及一些動漫活動會場相繼傳出麻疹感染病例，相關新聞大篇幅躍上媒體版面。就連為關西國際機場感染麻疹的患者看診的醫師都遭到感染，一度演變到必須擔心院內感染擴大的情況。

那次麻疹疫情的感染源，就是由鄰近亞洲國家進入日本的麻疹病毒，因此屬於境外移入病例。但糟糕的是，感染者曾經出入機場、展覽館、活動會場等不特定多數人聚集的場所，麻疹病毒於是又被散布在日本國內，再次造成疫情擴大的問題。

其實，即使有麻疹病毒從境外移入，即使民眾暴露於存在麻疹病毒的環境中，只要多數民眾都對麻疹有高度免疫力，照理說麻疹是不會造成民眾發病，也不會在社會中持續擴散。

但不得不憂心的是，醫界已經提出警告，目前日本的某些世代已經出現大批人對麻疹只有低免疫力，因此過去麻疹大流行的情況可能將再次捲土重來。

根據估計，目前日本國內對於麻疹無法充分免疫的易感染性人口大約高達三百萬人。尤其是昭和五三年（一九七八年）～平成二年（一九九〇年）四月一日期間出生的民眾，他們只有在一歲時接種過一劑麻疹疫苗，因此從施打疫苗獲得的免疫能力已經在逐年降低當中。

也許你會好奇，為什麼麻疹會週期性傳出流行疫情呢？在過去，許多民眾

日本麻疹易感性人口推估

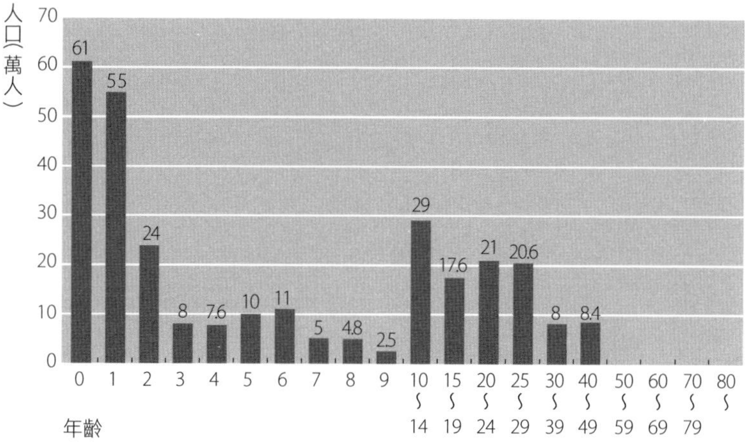

資料來源：2000年度傳染病流行預測調查（圖內數字代表人數）

在日常生活中不知不覺接觸到野生麻疹病毒（相對於疫苗用的病毒，在生活中流行的病毒稱為「野生病毒」），因而產生許多隱性感染者，這些民眾因而產生對麻疹的免疫力，稱為「自然免疫」。

日本過去就是藉由自然免疫，將群體預防麻疹感染的能力維持在某個水準以上。不過自從麻疹疫苗普及以後，麻疹的流行疫情減少，現在的日本民眾沒有機會接觸野生麻疹病毒，也就沒有產生自然免疫的機會了。

結果就是，民眾對於麻疹的免疫力逐年衰減，有些民眾預防麻疹感染的能力甚至已經下降到水準之下。

二〇一六年關西國際機場的麻疹疫情

根據大阪府保險醫療室醫療對策課發布的消息，二〇一六年關西國際機場的麻疹感染者中，有十三人（相當於有三分之一的感染者）接種過兩劑麻疹疫苗，其中包含為患者診察的醫師。消息傳來，使得民眾對於「接種兩劑疫苗還是會感染麻疹」的不安情緒，立即在日本社會中擴散開來。

目前我們並不清楚一些關於麻疹感染者的詳細資訊，例如：感染者在什麼時間點接種第二劑疫苗：從接種到獲得免疫力需要兩週的時間，因此若接種後不久就接觸到病毒，接種者可能來不及獲得免疫力。另外，假如自完成接種起已經過了很多年，免疫力也會減弱。或是感染者出現症狀的嚴重程度：感染者體內依然有部分免疫力，所以只出現較輕微的症狀？或是真的出現典型的麻疹症狀？

無論如何，可以預期今後日本對於麻疹自然免疫的效果還會更加減少。這表示沒有接種兩劑疫苗的民眾，對於麻疹免疫力的衰減速度還會再更快。

一九七八年以後出生的日本民眾，雖然已經完整接種過兩劑疫苗，但仍然不可以輕忽。一般認為假如沒有定期追加接種麻疹疫苗的話，隨著年紀的增加，預防感染能力還是會降到水準之下。

因此，定期（例如每十年）追加接種麻疹疫苗以維持預防感染的免疫力，應該是必要的因應措施。

否則在多數日本人麻疹免疫力逐漸減弱的情況下，未來一旦病毒從麻疹流行國家境外移入，日本將可能陷入麻疹大流行。若加上國家已步入高齡化時代，高齡者罹患麻疹更容易發展為重症，這將是我們可以預見的一大挑戰。

未來最恐怖的麻疹流行疫情應該是：麻疹病毒入侵高齡者照護機構，引發院內集體感染。屆時，麻疹恐怕又會被冠回「一病定生死」的封號吧！

今後，麻疹病毒由海外被帶回國內的情況是有可能發生的。由這種可能性來看，即使日本已經被認定為已排除麻疹的國家，還是有必要持續推行麻疹疫苗接種才是。

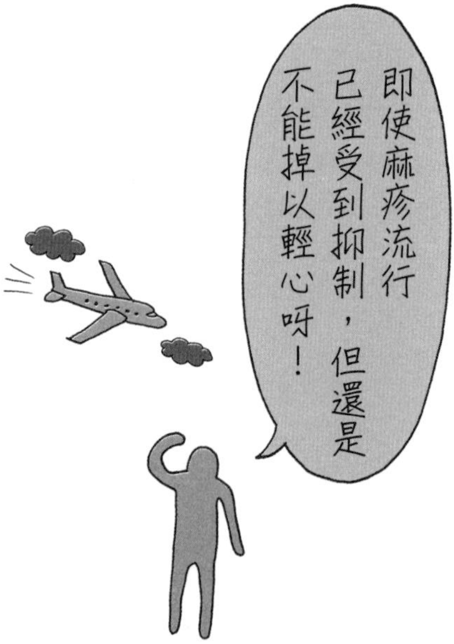
即使麻疹流行已經受到抑制，但還是不能掉以輕心呀！

04 狂犬病：發病後存活率接近零

人畜共通的傳染病

狂犬病是患者發病後幾乎會全數死亡的恐怖人畜共通傳染病。日本近年已經沒有聽到有人得到狂犬病，但過去的確曾經發生感染狂犬病毒而死亡的病例。例如在一九四九年時，日本有七十四人死於狂犬病；而一九五〇年時，總計發現了八百七十九隻感染狂犬病的狗。

為了擺脫這種慘況，日本自一九五〇年開始實施《狂犬病防治法》，推行犬隻登記、每年接種一劑狂犬病疫苗、拘留流浪狗等政策，只花了七年時間就成功撲滅狂犬病。

無論是再怎麼恐怖的傳染病，只要沒有出現患者，就會逐漸從人們的記憶中淡去。對現在的日本而言正是這種情況，如今狂犬病似乎已經成為被人遺忘的傳染病。

所有哺乳類都會遭到感染

狂犬病毒之所以被稱為是恐怖的傳染病，是因為它能夠感染包含人類在內的所有哺乳類，並引發其腦炎，奪去其性命。因此我們每個人都務必要有警覺心，無論是被狗、貓、猴子、臭鼬、浣熊、雪貂、狐狸、蝙蝠等動物咬傷或抓傷，必須意識到有可能遭到狂犬病感染。尤其是當人在海外因上述情況而感染狂犬病，直到返回日本後才發病的危險性確實是存在的。

即使世界上許多國家依然頻傳狂犬病疫情，但日本近年仍然不斷掀起飼養各種罕見珍奇動物的風潮。許多民眾跟著風潮購買了這些珍奇動物，並把牠們當成寵物來飼養，與牠們親密的一起生活。

依據日本的《狂犬病防治法》與《家畜傳染病防治法》，進出口動物時都必須讓動物接受檢疫。儘管如此，因為仍有許多動物走私行為及偶發特殊事故，使得狂犬病毒再次入侵日本的危機依然存在。

狂犬病在全球的流行概況

除了紐西蘭、斐濟、關島、夏威夷、英國、澳洲、挪威、瑞典等國家以外，目前全球有一百五十個國家都曾經發生狂犬病案例。原本被視為沒有狂犬病的台灣，已經在二〇一三年七月時確認有野生鼬獾感染狂犬病。

根據世界衛生組織的統計數據，全球每年有五萬五千多人與十數萬頭動物死於狂犬病，而且有特別多的死亡病例就發生在日本人經常到訪的東南亞各國、中南美洲與非洲。

近年來，中國出現狂犬病的大規模流行疫情，境內每年至少出現兩千五百起死亡病例。疫情更嚴重的是印度，每年傳出二萬～三萬起死亡病例。

年輕女性特別喜愛的峇里島，所在國家印尼每年也有百人以上遭到感染並因而死亡。其他例如巴基斯坦、孟加拉、泰國、越南、菲律賓、尼泊爾等國也有狂

全球狂犬病疫情概況

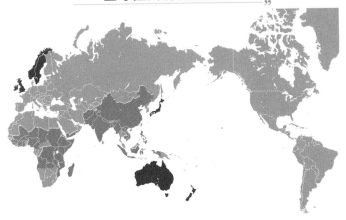

■ 狂犬病發生地區（推測死亡人數在100人以上）
■ 狂犬病發生地區（推測死亡人數未達100人）
■ 日本厚生勞動省認定無狂犬病疫情地區

註：未傳出病例報告的國家視為死亡人數未達100人地區
資料來源：WHO Weekly epidemiological record 15 JANUARY 2016, 91th YEAR
日本厚生勞動省健康局結核感染症課（2016年6月28日製圖）

犬病的流行疫情，並傳出死亡病例。

狂犬病的感染途徑

有關日本的狂犬病的境外移入病例，一九七〇年時曾有一名青年在尼泊爾（有狂犬病發生的地區）遭狗咬傷後返國；二〇〇六年時曾有兩名日本人在菲律賓遭狗咬傷後返國。在這些亞洲地區常有接受居民餵食，類似放養狀態的「半流浪狗」，若前往海外旅遊時請務必多加留意。

除了狗之外，貂（韓國、中國）和鼬獾（中國）也傳出帶有狂犬病毒。在不久的將來，亞洲仍可能存在因為上述野生動物而發生狂犬病的風險。

在中、南美洲方面，狂犬病的疫情也很嚴重。墨西哥、薩爾瓦多、瓜地馬拉、祕魯、哥倫比亞、厄瓜多等國家都有出現狂犬病的流行疫情。因此若要前往中、南美地區，必須特別注意傳播狂犬病的媒介動物。

東南亞的狂犬病感染源主要是狗，中、南美洲則多源自吸血蝙蝠。蝙蝠可分成吸血與不吸血（食蟲性、食果性）兩大類，不過這兩類都必須注意。

在歐洲，特別成為問題的動物是狐狸；在北美是蝙蝠、浣熊、臭鼬等。在非洲，狗、袋鼠、狐獴等動物是將狂犬病傳染給人類的感染源。至於野生老鼠等齧齒類動物以及兔子、家畜等，也曾傳出極少數疑似感染的病例，也曾經發生過家畜被帶有狂犬病毒的野生動物咬傷，因而感染狂犬病的案例。

在歐、美先進國家中，因狗而感染的狂犬病已經在實施疫苗接種後獲得控制，不過在野生動物方面依然持續傳出狂犬病例。因此狂犬病毒會透過野生動物或是還沒接種疫苗的貓、狗傳染給人類，這樣的風險依然是存在的。

目前防治野生動物狂犬病（森林型狂犬病）的預防對策，主要是將含有狂犬病疫苗的食餌空投到目標地區，幫助來吃食餌的動物獲得免疫力。

人類與一般動物使用的狂犬病疫苗，都是以去除活性的病毒製作而成的「非活性疫苗」。但是給野生動物的疫苗例外，使用的是減輕毒性的活病毒所製作的「活性減毒疫苗」。

為了阻止狂犬病在狐狸群蔓延方面，目前在瑞士已經收到成效，而法國、德國等也在持續擴大防治區域。其實，野生動物用的口服活性狂犬病疫苗仍有課題等待解決。目前是使狂犬病病毒單一胺基酸產生變異，藉此方式減低病毒毒性，然後製作成疫苗。雖然疫苗中病毒的毒性、致病性較低，但仍無法完全避免病毒在動物體內恢復其原有毒性的可能風險。

因此，今後有必要研究出可使病毒的多數胺基酸產生變異的減毒辦法，以開發出毒性更低、性質更穩定的野生動物用狂犬病疫苗。不過，目前倒是還沒有傳出動物因為疫苗的病毒株而感染狂犬病的案例。

如何避免遭到感染

由於狂犬病毒會在動物的唾腺中大量繁殖，因此遭感染動物的唾液中含有許多狂犬病毒，若遭感染狂犬病的動物咬傷，病毒會從傷口進入體內。所以當身處在狂犬病流行疫區時，防範要點就是盡可能穿著長袖、長褲。萬一不幸被動物咬傷，至少還有衣服纖維可以吸收部分唾液，減低侵入外傷部位的病毒量。

要進一步留意的是，人類若被遭感染的動物舔拭到眼睛、鼻子、嘴巴，也會使自己的黏膜遭到病毒感染。另外，動物常有舔拭前肢的習性，因此爪子可能沾附含有病毒的唾液，所以當被沾有病毒的爪子抓傷時，也會感染狂犬病。

更恐怖的是，狂犬病毒還存在一種不為大眾所知的感染途徑。美國曾出現過這樣的病例：有民眾進入洞窟，過程中完全沒有跟動物接觸，也沒有被咬傷，但後來卻狂犬病發作。完全沒有接觸，怎麼可能會感染呢？

原來那個洞窟內棲息著食蟲性蝙蝠，狂犬病毒就在那群蝙蝠群中蔓延，所以那群蝙蝠的唾液、尿液等都含有狂犬病毒。而那些蝙蝠的體液或排泄物被蝙蝠所發出的超音波打成霧狀，飄散在空氣中。所以，最值得懷疑的情況就是：進入洞窟的人因吸入飄散在空氣中的狂犬病毒而遭到感染。之後科學家在洞窟內進行動物感染實驗，不但從洞窟內的空氣中檢測出狂犬病毒，也終於確定狂犬病可以經由呼吸道感染。

蝙蝠不僅能傳染狂犬病毒，也是前面提到伊波拉病毒、SARS病毒、MERS病毒等恐怖傳染病的宿主，因此建議盡量不要接近蝙蝠的棲息地。尤其務必要遵守的鐵則就是：絕對不要待在空氣不流通的洞窟內，洞窟中出沒或築巢的其他野生動物，也存在傳播狂犬病毒的可能性。

狂犬病的潛伏期

狂犬病毒侵入體內後，會沿著神經向上移動，最後抵達腦部。所以一旦懷疑遭到感染狂犬病的動物咬傷，或是懷疑曾暴露在可能感染的風險環境中，寧可用「已經遭到感染」的心態來面對，並且一定要立刻接種「暴露後狂犬病疫苗」或注射「狂犬病免疫球蛋白」（稍後文章中將會介紹）。

狂犬病是一旦發病就幾乎無法治療的嚴重傳染病，幾乎所有發病患者都必死無疑，所以請務必立即尋求治療，千萬不可以稍加猶豫。

狂犬病的潛伏期通常是二十天～兩個月，時間短則僅兩週，長則甚至可達數年之久。狂犬病毒會感染末梢神經纖維，大約是以一天數毫米～數十毫米的速度往腦部移動。因此遭咬傷的部位愈接近中樞神經組織，潛伏期就愈短。

狂犬病毒由末梢神經到達中樞神經組織以後，會先在中樞神經組織大量繁殖，然後擴散到各個神經組織，並且在唾腺大量繁殖。臉部與手部的神經密布，所以是狂犬病發機率特別高的部位。

狂犬病的發病症狀

在開始出現症狀的前驅期，狂犬病毒會到達脊髓，使患者出現發燒、頭痛、食欲不振、肌肉疼痛、嘔吐等類似感冒的症狀，被咬傷的部位則會出現刺痛、發癢，肌肉會痙攣等症狀。這樣的知覺過敏或疼痛大約會持續二～十天，範圍也會逐漸擴大。

接著進入急性神經期，依臨床症狀可分為「狂躁型」與「麻痺型」。一般患者多數為「狂躁型」，此時神經症狀會變得相當強烈而陷入狂躁狀態，出現精神錯亂、幻覺等症狀。患者有時會被強烈的不安全感襲擊，有時意識又會恢復清醒。發病的人或動物會因為咽頭麻痺而無法吞嚥口水（吞嚥障礙），所以嘴邊會不斷流出帶有狂犬病毒的口水。

此外，由於喝水時會刺激咽喉而導致咽喉痙攣，而痙攣又可能伴隨強烈的疼痛感，所以患者（無論是人類或動物）會極力避免喝水，這種現象稱為「恐水症」。另外，被冷風吹到時同樣會引發痙攣，所以患者也會避免被風吹到，稱為

「恐風症」。

狂躁型的患者會發高燒、出現幻覺、精神錯亂、肌肉麻痺、運動失調等，還會發出像狗嚎叫的聲音，同時大流口水。最後陷入昏迷期，在昏睡狀態下呼吸麻痺而死，或是猝死。

另外大約有兩成患者屬於「麻痺型」，不會出現恐風症或恐水症，症狀以麻痺為主，因而不容易被診斷出狂犬病。

預防勝於一切

由於日本還沒有發生過狂犬病，民眾尚未認識它的恐怖，但是呼籲民眾前往海外狂犬病疫區時，務必注意以下要點：

1. 不要伸手觸摸野生動物，避免用手餵食飼料。即使對象是寵物也要儘量避免。

2. 不要接近動物。動物在狂犬病發病後，進入狂躁期時會極度敏感，尤其是狗，會不管看到什麼都想咬。如果發現行為異常、發出異樣叫聲、呈現興奮狀態的狗或動物時，要盡量保持距離，盡可能的遠離牠們。另外也要意識到，有些動物可能正值發病後的麻痺期，所以也不要伸手與看起來病奄奄的動物互動。

萬一被咬時該怎麼辦？

萬一在國外被可能有狂犬病的動物抓傷，尤其是被咬傷時，可依照以下方式進行處理：

1. 請立刻用肥皂將傷口部位清洗乾淨，並用流動的水沖洗十五分鐘以上。
2. 情況允許的話盡量不要止血，避免影響血液與其他分泌物流出。不要舔拭或吸吮傷口，這麼做有可能使黏膜遭到狂犬病毒感染。
3. 接著利用濃度七〇％的酒精或優碘消毒。
4. 必須立刻到當地醫療院所就診，即時進行必要的治療與處置。絕對不能等到回國以後再就醫。
5. 接受當地醫師診斷，醫師會依循ＷＨＯ的準則判斷是否需要施打疫苗。

由於狂犬病一旦發病就會喪命的極度危險，無論大人或小孩，即使是孕婦也不可多做猶豫，一定要立刻開始接種狂犬病疫苗，可以的話也要接種抗狂犬病免疫球蛋白。

進行基本的診療與處置後，請前往該國的首都或主要城市，尋找大型醫院就診。有一點非常重要！那就是請務必在接受治療以後再返國，回國後也請前往檢疫所，由檢疫官（醫師）指導或建議後續應該接受什麼治療或處置。

有些亞洲國家的動物狂犬病疫苗接種率始終難以提升，因此只好將預防重心從「增加動物對狂犬病的群體免疫力」，轉向「預防人類被動物抓傷或咬傷，以及減少接觸狂犬病毒後的發病機率」，希望能藉此降低狂犬病造成的死亡病例。因此若在這些國家被可能帶原的動物抓傷或咬傷，將承受極高的風險。總之，重點就是：千萬不要猶豫，請依照前面提示的要點立即處置！

出國前的預防措施

假如要前往狂犬病流行地區，尤其是要長期居留在附近沒有適當醫療機構的地方，建議在出國前事先接種狂犬病疫苗。這種「暴露前狂犬病疫苗」一般建議接種三劑，接種第一劑後，分別於第七天、第二十一天或二十八天完成後兩劑的接種，以達到免疫效果。

我還在國立傳染病研究所工作時，有一回要前往菲律賓等幾個東南亞國家出差，那時就有預先接種人類用的狂犬病預防疫苗。記得那時，一位被尊稱為狂犬病臨床與研究領域第一把交椅的老師還特別叮嚀我：「遇到行為異常的狗時，什麼都不要管，快逃就對了，千萬不要接近牠。」

從那時候到現在已有將近二十年的歲月，直到我在寫作本書的當下，那時老師告訴我狂犬病這種傳染病是何等恐怖所帶給我的強烈震撼，以及預防疫苗對於防範狂犬病的重要性，至今依然深深烙印在我的心中。

現在，日本幾乎已經沒有會診斷狂犬病的醫師或獸醫師，因此醫學界已經提出警告，未來恐怕會發生無法有效診斷出狂犬病的情況。假如國人在海外遭患有狂犬病危險的動物咬傷，直到返回日本以後才狂犬病發，很有可能會被誤診為原因不明的腦炎、神經疾患或藥物中毒等。甚至，在鑑別診斷時狂犬病根本不在鑑別選項之列，都是有可能發生的事情。

另外，據說狂犬病防疫需要有七〇～八〇％的犬隻具有抗體。目前日本的狂犬病疫苗接種率只有四成，若加上沒登記的犬隻數量，實際上未接種疫苗的犬隻仍占很大比例。面對這樣的現實情況，對於像狂犬病這樣令人害怕的恐怖傳染病，真的有必要回到防疫工作的初心，重新商榷防疫對策才是治本之道。

Part 4

亟需警戒的傳染病

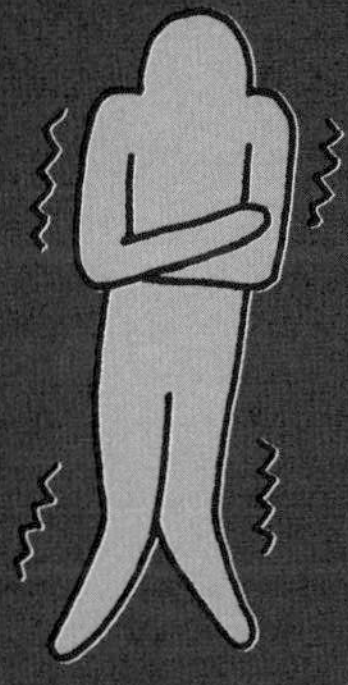

01 德國麻疹：造成胎兒缺陷的恐怖病毒

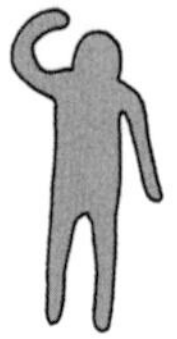

德國麻疹是什麼？

孕婦一旦感染德國麻疹，腹中的胎兒也可能受感染而出現先天性缺陷。幾年前，日本也曾大規模流行過德國麻疹，還因而導致新生兒罹患「先天性德國麻疹症候群」。

德國麻疹是一種傳染病，病原體是德國麻疹病毒。症狀是輕微的發燒，長出粉紅色的疹子，疹子從耳背擴及全身，疹子大約三天以後就會消失。約有十五～三〇％的感染者並不會出現症狀，只有少數患者會併發腦炎等合併症，不過大部分情況屬於癒後情況良好的輕微疾病。

德國麻疹的傳染方式有飛沫傳染與接觸傳染。例如：近距離吸入含有德國麻疹病毒感染者的唾液或鼻水等飛沫；用附著了病毒的手指接觸口鼻等部位。

最早以為，德國麻疹只是小孩子會感染的輕微傳染病。直到後來才知道，這種傳染病的恐怖之處在於，一旦懷孕初期的婦女遭到感染，胎兒也會連帶遭到感染，因而造成流產、死產或胎兒出現缺陷的不幸。

胎兒可能因為感染德國麻疹而帶著先天性缺陷出生，一出生就耳聾、白內障、心臟畸形等，罹患所謂的「先天性德國麻疹症候群」。這正是德國麻疹病毒所造成的最大問題，也是德國麻疹被列為恐怖傳染病的原因。

德國麻疹患者以成年人為主

從前德國麻疹流行時，主要都是以小孩子為感染對象。但是近年來，日本的德國麻疹流行主要患者已經變成以大人為主了。尤其在二〇一二～二〇一三年間，德國麻疹在日本爆發大規模流行時，當時的患者幾乎都是成年人。

雖然德國麻疹已經有預防疫苗，但是因為日本過去的疫苗政策的緣故，某些年齡層或性別的民眾並未獲得疫苗接種，另外有些民眾雖然是疫苗接種的對象，卻沒有接受疫苗接種。結果就是：許多日本民眾並不具備德國麻疹的免疫力。

而那群沒有免疫力的民眾，就是當時德國麻疹大流行時主要被感染的對象。而只接種一劑德國麻疹疫苗所獲得的免疫力也並不完全；為了提高疫苗的效果，自從二〇〇六年四月一日起，日本的政策已經改為接種兩劑，時間點分別是一歲時與進入小學以前。

日本年輕女性約有四成不具對德國麻疹的免疫力

先前提到過，對於德國麻疹並不具備完整免疫力的二十歲至四十歲族群的成年人，是二〇一二～二〇一三年那一波德國麻疹大流行的主要被感染對象。而且那一波流行還發生了四十五起因為「先天性德國麻疹症候群」而身帶缺陷的嬰兒病例，引起社會大眾莫大的震撼。

這個震撼促使日本政府在二〇一四年時，針對東京都內的兩萬名民眾實施德國麻疹抗體調查。結果顯示，東京都內大約有三成的民眾缺乏完整的免疫力（避免遭到感染所必須具備的免疫能力）。尤其在二十多歲的女性中，大約有四成缺乏完整的免疫力。

在另一方面，日本厚生勞動省實施的二〇一二年度傳染病流行預測調查估計，對德國麻疹缺乏免疫力的四十九歲以下日本民眾共有六百一十八萬人（男性四百七十六萬人，女性一百四十二萬人），其中包含成年人四百七十五萬人。

因此，德國麻疹已經成為現在的日本成年人必須注意的傳染病。由於無法對德國麻疹完全免疫的民眾太多，所以今後也必須擔心德國麻疹在日本興起流行的可能性。可以想見的是，當觀光客將德國麻疹病毒從海外的流行國家帶回日本時，德國麻疹就會在日本興起流行。而當德國麻疹流行時，孕婦就有可能遭到感染，也使得新生兒有可能帶著「先天性德國麻疹症候群」出生。

一旦在懷孕初期感染德國麻疹……

不過，並不是只要懷孕的母親感染德國麻疹，生出來的新生兒就一定會罹患「先天性德國麻疹症候群」。新生兒是否受到感染的關鍵在於：母親是在孕期的

日本東京都各年齡層與性別的德國麻疹患者人數（2013年1～52週）

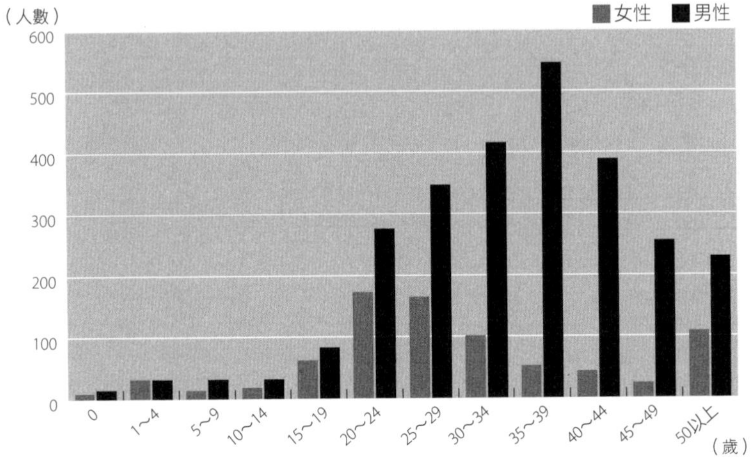

資料來源：東京都傳染病資訊中心

哪個階段感染德國麻疹的。

懷孕初期，正是胎兒的細胞分裂旺盛、各種器官發育的關鍵時期。若母親在這個時期感染德國麻疹，德國麻疹病毒就會感染母親與胎兒之間的胎盤，接著從胎盤往胎兒移動，在胎兒的體內繁殖，長期感染胎兒。病毒持續感染胎兒會引發惡劣的影響，例如：延誤細胞分裂、破壞被感染的細胞等，將可能阻礙胎兒的器官形成。因此，就先天性異常發生的機率來說，愈是懷孕初期受到感染，先天性異常發生的機率愈高，症狀也會愈嚴重。

統計數據顯示，母親在懷孕的第一個月感染德國麻疹的話，「先天性德國麻疹症候群」的發生機率是五〇%以上，第二個月是三十五%，第三個月是十八%，第四個月是八%。如果母親在懷孕超過六個月以後感染德國麻疹，新生兒就幾乎不會罹患「先天性德國麻疹症候群」了。

從以上統計資料可以清楚看見，即使母親在孕期中感染德國麻疹，新生兒也並非必然會發生缺陷。但在現實情況中會發現，德國麻疹大流行的那幾年，人工流產的件數是增加的。這是由於母親因為擔心自己感染德國麻疹，會讓胎兒罹患「先天性德國麻疹症候群」，於是決定中止懷孕。因此，德國麻疹這種傳染病之所以恐怖，不僅是因為可能造成新生兒的缺陷，同時也可能連帶發生家長因過度擔憂而選擇人工流產的悲劇。

如何預防先天性德國麻疹症候群？

德國麻疹疫苗是副作用少的安全疫苗。透過接種德國麻疹疫苗，就能預防遭到德國麻疹病毒感染，避免「先天性德國麻疹症候群」的發生。

建議希望懷孕的婦女，假如不確定自己是否已經接種過德國麻疹疫苗，或不確定自己有沒有感染德國麻疹，不妨先檢測自己的德國麻疹抗體效價，確定自己免疫力不充足時，即可趁懷孕前重新接種德國麻疹疫苗。

在此要提醒的是，即使過去曾經接種過德國麻疹疫苗，抗體也會隨著時間經過而減少，所以有必要再次接種疫苗。除此之外，有約五％的民眾無法在只接種一劑疫苗的情況下產生足夠的抗體。甚至，有許多人因為記憶上的混淆，誤以為自己曾經感染過德國麻疹，或是認知上將德國麻疹與「蘋果臉（傳染性紅斑症）」、麻疹等其他同樣會長疹子的疾病弄混了。

德國麻疹疫苗屬於活性疫苗，無法完全排除可能會感染胎兒的機率，因此孕婦不能接種。另外也建議民眾要接種德國麻疹疫苗時，接種能夠同時預防麻疹的「麻疹腮腺炎德國麻疹混合疫苗」（ＭＭＲ）。

另外，男性民眾避免感染與傳染德國麻疹也同樣重要。畢竟，唯有降低國家全體民眾對於德國麻疹的易感性，建構不會流行德國麻疹的社會，才能守護所有新生的孩子避免罹患「先天性德國麻疹症候群」這種恐怖的傳染病。

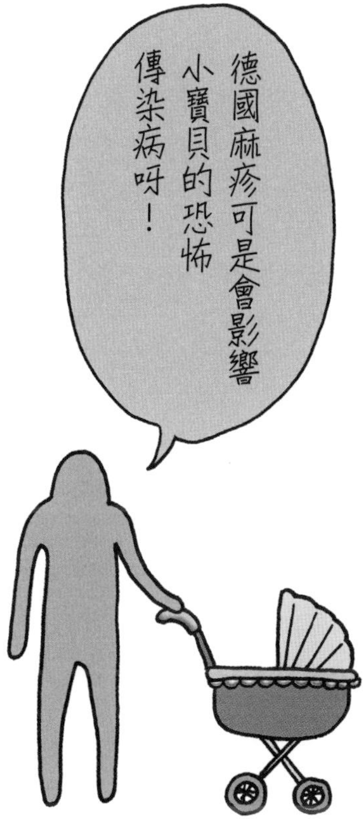
德國麻疹可是會影響
小寶貝的恐怖
傳染病呀！

02

頭蝨：驚人的繁殖力與奇癢無比

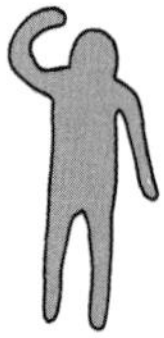

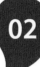

住在人身上的蝨子

頭蝨是寄生在頭部的蝨子。目前以托兒所或幼兒園的集體感染為主，多發生在十二歲以下的孩子。

不論先進國家或發展中國家都會發生頭蝨，頭蝨的發生與衛生狀況並無關聯。事實上，頭蝨已經在全世界蔓延開來，日本近年也有案例增加的傾向。尤其對於有小孩子的家庭來說，頭蝨並非別人的家務事那麼簡單，可以說是一種相當棘手的傳染病。

我從前在教育學院教授校園傳染病的時候開始，就經常接到來自托兒所、幼

三種蝨子的放大圖

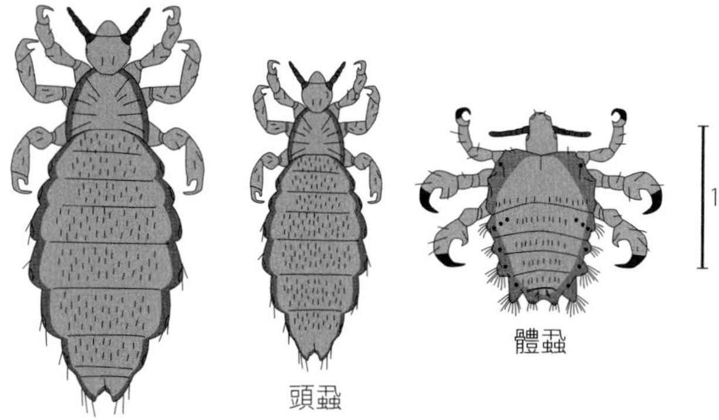

兒園或小學的老師對於各種傳染病防治的諮詢，其中有很多案件都在詢問如何避免托兒所或幼兒園發生或傳染頭蝨。

另外，我也常聽到媽媽們訴苦：「驅除孩子從托兒所感染回家的頭蝨，是帶孩子的過程中最痛苦的經驗。」由此可見這種情況讓整個家吃足了苦頭。

在介紹頭蝨之前，先要弄清楚蝨子是有種類之分的。像是會附著在衣服上的是「體蝨」，牠們平常棲息在內衣或衣服上，要吸血時才移動到人的皮膚上，會媒介斑疹傷寒、回歸熱等傳染病。

以感染陰毛為主、偶爾也感染腋毛或鬍鬚等部位的「陰蝨」，則是屬於性傳染病。感染陰蝨以後，陰部會騷癢無比。而且恐怖的是，陰蝨還能藉由坐式馬桶的便座進行傳染。

以上介紹的體蝨或陰蝨，和附著在頭髮上的頭蝨不同。

「頭蝨」的雌蟲體長大約二～四毫米，雄蟲大約二毫米，用肉眼就能看到。牠原本的體色灰白，吸了血以後就會變得黑黑的。被頭蝨吸血的部位會發癢，患者常因搔抓而造成傷口，進而引發細菌感染。頭蝨的繁殖力十分驚人，能在頭髮中繁殖出一大群來。

頭蝨是怎麼傳染的？

與有頭蝨寄生的頭部直接接觸就會感染頭蝨。例如小朋友在托兒所睡午覺時最容易互相接觸到頭部，其他像是玩遊戲時臉靠得很近，或玩角力之類的活動，只要是頭靠著頭的遊戲，都會容易相互傳染。有時也會因為借戴他人帽子或圍巾、借穿衣服、借用梳子，或是透過棉被或被單而感染。

只要小孩子感染了頭蝨，頭蝨就很容易在家庭內、在家人之間傳染開來，使得感染對象持續擴大，而不只是小孩子受到感染而已。過去也曾傳出因為巴士或電車的椅背而感染頭蝨的案例，當這種情況一旦發生，被傳染的風險就等於近在咫尺。

頭蝨從幼蟲到成蟲都會吸血，一天能產下三～四顆卵，卵大約一週就能孵化。幼蟲在能重複吸血的情況下，大約兩週就能長成成蟲，變成成蟲以後就能夠重複產卵。

一隻頭蝨能在一個月內產下大約一百顆卵，幫助頭蝨族群以驚人的氣勢大量繁殖下去。許多人在感染初期並不會注意到頭蝨已經找上門，通常是等到頭髮上的蟲卵多到看起來像頭皮屑一般時，才發現牠們的存在。另外，也有許多小朋友是因為經常一直拚命搔抓頭皮，而被發現患有頭蝨。

驅頭蝨的重點在於重複驅除

頭蝨的蟲卵可以透過放大鏡尋找，通常看起來像是附著在頭髮上白色一團一團的東西就是了。蟲卵乍看之下很像是頭皮屑，但蟲卵不像頭皮屑那樣容易脫落，得用物理性方法，使用密齒梳（齒梳間距小於〇．三毫米）梳過才能讓它脫落。另外，還必須搭配經主管機關核可的去除頭蝨專用洗髮劑或藥品。使用去除頭蝨專用洗髮劑時，要讓洗髮劑保留在頭髮上靜置幾分鐘再沖洗頭髮，才能有效沖除頭蝨。沖洗頭髮時應避免身體其他部位接觸到洗髮劑。

一般建議的驅除方法是三天用一次去除頭蝨專用洗髮劑，重複藥洗三～四次。不過就實際狀況來說，必須重覆藥洗到頭蝨完全不見為止。這樣的作業乍聽之下簡單，事實上依然很難完全徹底驅除乾淨，也有可能驅蟲完了，隔一陣子孩子又從托兒所、幼兒園或學校重複感染頭蝨回家。所以驅除頭蝨是個挺累人的工作，非常需要照顧者的耐心和毅力。

頭蝨也經常容易附著於棉被、床單、枕頭套、毯子等寢具上，所以棉被必須要拿到戶外日晒並拍打，其他寢具也必須細心清洗乾淨才行。例如感染者的衣服、床單和毛巾都必須先用攝氏六十度以上的熱水浸泡五分鐘以上，先殺死頭蝨與蟲卵以後再開始原本的洗衣行程。但是到了冬天時，由於熱水冷卻得很快，頭蝨還是有辦法存活下來，導致驅除頭蝨的作業會變得難上加難。

在清掃室內環境方面，則必須搭配吸塵器，才能徹底吸除掉落在室內的頭蝨。總括以上所提到的驅除頭蝨作業，都必須一而再、再而三的重複，直到完全驅除頭蝨乾淨為止。

另外還有一個重點，那就是家人也必須同時驅除頭蝨。因為頭蝨也很容易在家人之間、在兄弟姊妹之間或在親子之間傳染開來。可惜以上辦法在實際執行時，往往不容易獲得全面的理解與協助，所以沒有被徹底驅除乾淨的頭蝨往往又成為感染源，而拖長了頭蝨的流行期。

先進國家的頭蝨傳染情形也在持續擴增

我曾開設「校園傳染病防治」的講座，每一學年大約招收十二位學員，學員大部分來自托兒所、幼兒園與小學教師。曾經有一名結業生來研究室向我訴苦：「之前有夠慘的，因為幼兒園爆發頭蝨傳染問題。」

原來那位女老師因為陪孩子午睡，因而被傳染了頭蝨。她用驅頭蝨藥粉與密齒梳驅了好幾次頭蝨，梳到頭都痛了，再加上驅頭蝨作業實在太累人，只好把頭髮剪成超短的造型。

「哦，怎麼想剪成超短髮造型呀？」我才一問完，她立刻摘下假髮，眼淚也跟著撲簌撲簌的落下。原本我是要稱讚超短髮型很適合她的，沒想到那頂假髮其實是因為園內頭蝨傳染的問題一再發生，而不得不做出的選擇。這位學員的經歷讓我非常深刻的體會到這一篇在剛開始時曾經提到的，許多媽媽抱怨：「處理頭蝨是帶小孩的過程中最痛苦的事情！」

頭蝨並非衛生條件不良的指標。無論在其他先進國家或在日本，頭蝨傳染的案例都在增加當中。其中最恐怖的情況是，現在用來驅除頭蝨所使用的粉劑或洗髮精中所含有的殺蟲劑，已經讓頭蝨產生抗藥性，使得頭蝨更難以被消滅。因此，那些具有抗藥性的頭蝨可能會造成嚴重的問題，不可不慎！

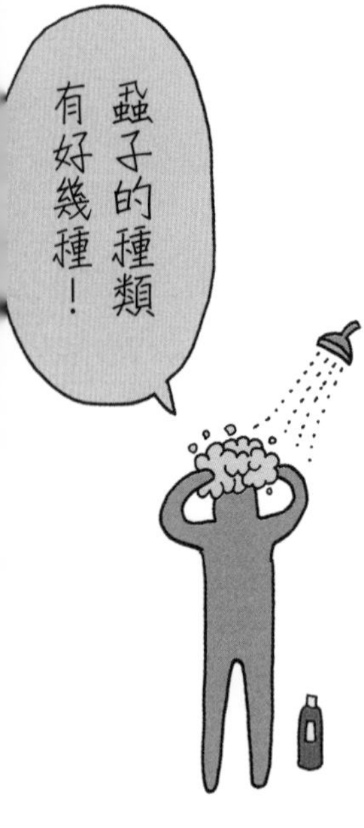

03 發熱伴血小板減少綜合症：蜱蟲媒介，致死率兩成以上

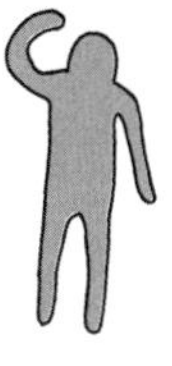

最初在中國被發現

近年來，由蜱蟲媒介、被稱為「發熱伴血小板減少綜合症」的新傳染病也在日本傳出病例，而且每年都發生許多起死亡病例。從二〇一三年三月～二〇一六年十一月為止，通報的本土感染病例約兩百二十六起，其中包含五十二起死亡病例，但實際上應該有許多病例沒有被診斷出來。

這種傳染病最初是在中國被發現。二〇〇九年時，中國的河南、湖北等地傳出多名病患出現發高燒、嘔吐、腹瀉等症狀，並伴隨血小板、淋巴球減少等症狀，至今病因仍然不明。

硬蜱的放大圖

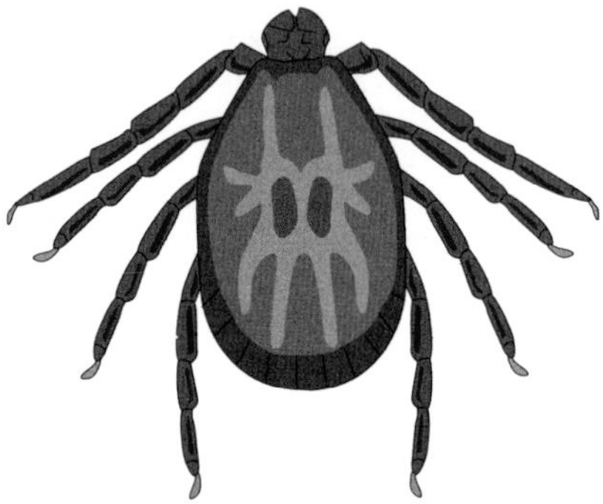

二〇一一年，中國的研究者發現導致這種疾病的病原體，並將這種病毒引發的疾病命名為「發熱伴血小板減少綜合症」（Severe Fever with Thrombocytopenia Syndrome，簡稱為ＳＦＴＳ），該病毒則被命名「ＳＦＴＳ病毒」（又稱為蜱媒病毒）。

在中國，每年大約出現一千起感染病例。在韓國，每年也會傳出數十起感染病例。ＳＦＴＳ病毒的宿主是蜱蟲，當人們被帶有ＳＦＴＳ病毒的蜱蟲叮咬時就可能遭到感染。

此外，在日本也曾出現幾起家人或醫護人員因直接接觸患者的血液和體液，而導致感染的通報病例。不過蜱蟲叮咬仍是最主要的感染途徑。

日本最早的確診病例

二〇一三年一月，日本國內出現了第一起「發熱伴血小板減少綜合症」的確診病例。回溯相關調查會發現，二〇一二年時，日本就已經有人感染這種疾病。

研究者之後又繼續深入調查，結果確認日本最早的患者應該在二〇〇五年就已經出現。之後，在愛媛縣、宮崎縣等西日本為主的地區，也出現SFTS病毒的感染者。二〇一六年時，感染人數已經超過兩百人，致死率已經達到二十五％。

「發熱伴血小板減少綜合症」患者的年齡層幾乎都在六十歲以上，背景應該與被蜱蟲吸血機會較多的農耕或山林作業的從業人口高齡化有關。根據針對日本國內健康者的調查，感染「發熱伴血小板減少綜合症」以後，除了曾經感染而具有免疫力者外，其他絕大多數人都缺乏SFTS病毒抗體，所以感染後幾乎都會發病，而且發展為重症的風險很高。

從日本感染者檢測出來的病毒顯示，日本的SFTS病毒其遺傳基因與中國的病毒相異。因此可以推斷，日本國內應該原本就存在ＳＦＴＳ病毒。

根據全日本蜱蟲攜帶ＳＦＴＳ病毒狀況的調查結果發現，以下為曾傳出感染病例報告的地區：宮崎、鹿兒島、德島、愛媛、高知、岡山、島根、山口、兵庫地區。就連沒有傳出感染病例的地區，例如：三重、滋賀、京都、和歌山、福井、山梨、長野、岐阜、靜岡、櫪木、岩手、宮城、北海道，也都存在攜帶ＳＦＴＳ病毒的蜱蟲，顯示攜帶ＳＦＴＳ病毒的蜱蟲廣泛分布於日本全國。

以上調查顯示，日本全國都有感染ＳＦＴＳ病毒的風險，全國都有可能發生「發熱伴血小板減少綜合症」。因此可以推斷，應該有不少「發熱伴血小板減少綜合症」患者其實沒有被診斷出來，因而在被歸為其他病名下發展為重症，甚至死亡。

蜱蟲的生活史

蜱蟲棲息在野外的草原或森林裡，會伺機攀附到經過的動物、寵物或人類身上，以吸動物身上的血維生。蜱蟲的種類有很多，會媒介ＳＦＴＳ病毒的種類包括長角血蜱、微小扇頭蜱、龜形花蜱等，其中又以長角血蜱為主要傳染途徑。

無論是處在幼蟲期、若蟲期或是成蟲期階段的蜱蟲都會吸動物的血。在幼蟲期、若蟲期時，是為了蛻皮與成長所需而吸血。成蟲期的雌蜱蟲，則是為了產卵所需而吸血，而且可以吸進超出體重的一千倍以上的血量！

雌蜱蟲吸血吸到身體膨脹後，會降落地面並產下兩千顆以上的卵，為牠的一生畫下句點。而ＳＦＴＳ病毒則隨著蜱蟲在各個成長階段的吸血歷程侵入動物體內，進而引起感染。

所以，進入野生動物棲息地的人類，偶爾會被帶有ＳＦＴＳ病毒的蜱蟲叮咬，因而也感染了ＳＦＴＳ病毒。藉由蜱蟲與野生動物，ＳＦＴＳ病毒得以在自然界中維持其病原體的存在。

在遭到蜱蟲叮咬的通報事件中，多數與在野外從事健行或烤肉等活動有關。此外，蜱蟲也可能棲息在住家附近的後院、菜園、農道旁的雜草中。基本上，全年都有被蜱蟲叮咬的可能，春、秋兩季則是蜱蟲活動特別活躍的時期，民眾務必積極防範蜱蟲叮咬。

SFTS病毒的感染循環

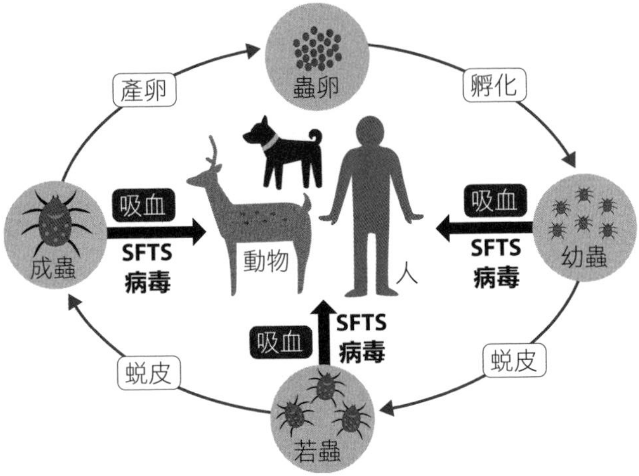

資料來源：《生物體的科學》66卷，4期

值得特別多加注意的是，被SFTS病毒感染的情況並不限於被蜱蟲叮咬，如果為了壓死蜱蟲而不小心被蜱蟲的體液噴到，也有可能遭到感染。至於蜱蟲媒介的恐怖傳染病，並不限於「發熱伴血小板減少綜合症」，還可能引發日本紅斑熱等多種疾病，所以民眾務必謹慎防範蜱蟲叮咬。

萬一被蜱蟲咬到，該怎麼辦？這時一定要盡早到醫療院所接受診療。假如實在沒有辦法立即就醫，那麼可以先用鑷子夾除蜱蟲。如果被叮咬後出現發燒等不適症狀，一

蜱蟲的生活史

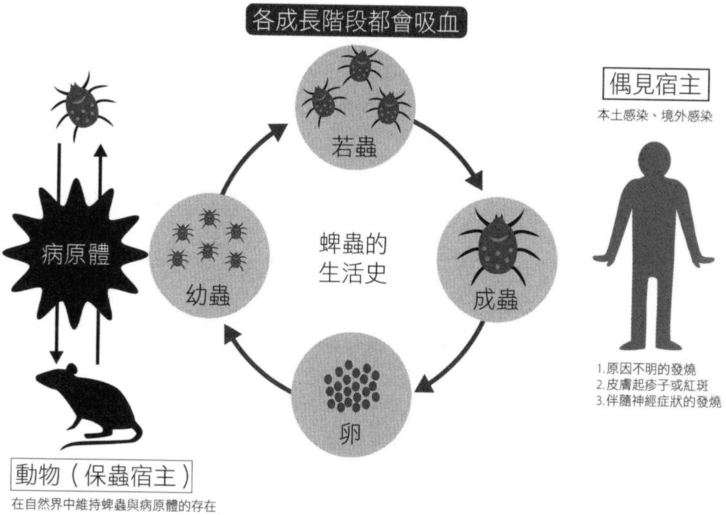

資料來源：《臨床與微生物》Vol.42，No.3

定要設法立即送醫。

「發熱伴血小板減少綜合症」是高致死率的恐怖傳染病，但目前仍然沒有可以預防的疫苗，也沒有可以對付SFTS病毒的特效藥。因此在進行野外活動時，避免暴露於蜱蟲孳生的草叢環境，並做好個人防護措施（例如穿著長袖衣褲、手套、長筒襪及長靴等），是非常重要的保命動作。

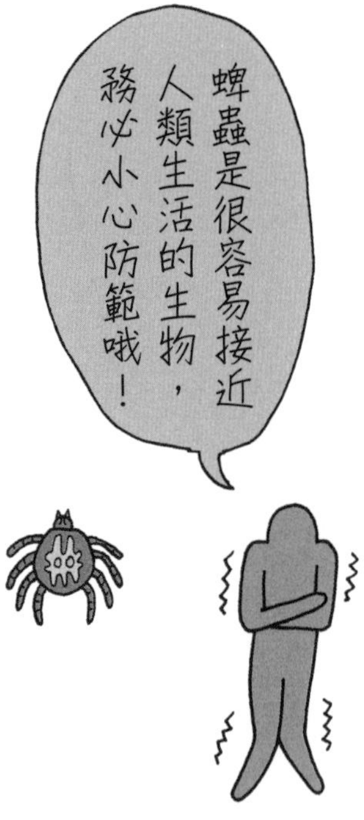
蜱蟲是很容易接近
人類生活的生物，
務必小心防範哦！

04 諾羅病毒感染症：藉由糞便與嘔吐物啟動大流行

日本全國各地出現集體感染

二〇一五～二〇一六年時，日本全國各地出現多起諾羅病毒的集體感染事件，當時我接到許多報章媒體的記者詢問相關問題：「聽說最近有一種『新型』的諾羅病毒在日本大流行，這究竟是怎麼一回事？」

當患者感染諾羅病毒以後會出現嘔吐、腹瀉等急性腸胃炎的症狀。許多感染病例來自於學校、社會福利機構或餐飲店等，而且多屬於集體感染。感染的高峰期出現在冬季，是冬季時必須特別注意的傳染病。

依據遺傳基因，諾羅病毒可以分為五大類：GI、GII、GIII、GIV、

GV，而且還可以再往下細分。例如二〇〇四年時流行的是GⅡ／4型，二〇一五年時流行的是GⅡ／17型的諾羅病毒。

只要感染過一次諾羅病毒，人體就會產生抗體，具備免疫力，當下一次又暴露在有諾羅病毒的環境時，就不容易感染或發病，即使發病也很可能症狀輕微。不過從病毒的角度來看，假如每年都重複流行同一型的病毒，到最後就會有很多人對它免疫而流行不起來，那樣病毒可就傷腦筋了。

一般來說，病毒必須感染活的細胞才能夠繁衍子孫，所以「不容易流行」這件事代表病毒有絕子絕孫的危險。諾羅病毒的宿主是人類，諾羅病毒的遺傳基因會在人傳人的流行過程中出現變異，使得病毒產生變化。

由於人類對於變異的病毒並不具備免疫力，所以變異的病毒可以引發大規模的流行，所引發的病症也有可能比較嚴重。所幸近年流行的諾羅病毒都是GⅡ型中的微小變異，並非產生新型病毒株，所以媒體稱之為「新型病毒」恐怕是有點誇張的說法。

以二〇一七年一月前後，因諾羅病毒而引發的集體感染傳染性腸胃炎為例。

檢驗結果顯示，大約有八成是GⅡ型病毒引起的。GⅡ型病毒株曾在二〇〇九～二〇一二年引發過流行疫情，之後幾年倒是幾乎沒被驗出過。正因為如此，二〇一二年後出生的孩子普遍缺乏抗體，特別容易成為這波流行的主要感染對象，需要格外留意。

用酒精也無法殺死的諾羅病毒

諾羅病毒的形狀像個小球，屬於杯狀病毒科。杯狀病毒科的拉丁文名稱「Caliciviridae」就是杯子的意思。而這個科名的由來，是因為在電子顯微鏡底下，這一科病毒的表面呈凹陷狀，看起來很像一個杯子。

雖然一年到頭都有人感染諾羅病毒，但是直到目前為止，醫藥界都還沒有開發出可以治療它的藥物或疫苗。疫苗開發不順利的主要原因是，諾羅病毒只會感染人類，沒有辦法進行動物實驗，也找不到可以培養病毒、讓病毒繁殖的方法。

諾羅病毒從嘴巴進入人體後，會潛伏十二～四十八小時，然後引發噁心、嘔吐、腹瀉等症狀，通常經過幾天以後，患者就能自然痊癒。但嬰幼兒或老年患者就必須特別留意，若因噁心不適而躺下休息時，務必採取側躺姿勢，以避免嘔吐物堵塞呼吸道而導致窒息。

此外，一公克的嘔吐物中含有超過一百萬個諾羅病毒，而一公克的糞便中甚至可多達一億個以上。但只要區區數十個諾羅病毒進入體內，人體就會遭受感染。因此，處理嘔吐物後、如廁後，以及吃飯前，都應該徹底清洗雙手，這是最有效且根本的預防之道。

另外，酒精消毒無法有效消滅諾羅病毒，必須以含氯的漂白水（次氯酸鈉）消毒才行。嘔吐物乾掉以後，諾羅病毒也會隨著塵埃飄散到空中，而人們吸入帶病毒的塵埃也有可能會被傳染，所以務必趁患者的嘔吐物乾掉以前清理乾淨，是比較理想的處理之道。

恐怖的事情還不只如此，在消毒不徹底的環境中，諾羅病毒的感染能力可以維持好幾天。所以過去曾有集體感染事件，是因為諾羅病毒被吸塵器吸入以後，又從排氣口飛散到空氣中而引起的。

另外還有一個令人感到棘手的問題，那就是在患者症狀解除後的一週～一個月之中，諾羅病毒還是會隨著糞便排出體外，仍然具有感染力。但患者發現症狀已經消失時，往往就會變得鬆懈，因此上完廁所後，可能沒有徹底把手洗乾淨，這時就很容易被諾羅病毒逮到機會，繼續傳染給別人。

二〇一六年十二月，日本銀座的高級餐廳發生集體感染諾羅病毒事件，成為新聞報導的焦點，當時餐廳廚師的糞便中就被檢測出含有諾羅病毒，如果廚師沒有把手洗乾淨就去料理餐點，病毒就有可能透過餐點傳播出去。

嘔吐物與糞便是危險的感染源

根據英國里茲大學一位研究者所做的報告，排便後沒有蓋上馬桶蓋就沖水，會使諾羅病毒等微生物飛散到空中，形成感染的可能性。馬桶的微生物大約能飛升到馬桶座以上大約二十五公分高的地方，懸浮大約九十分鐘之久。所以，蓋上馬桶蓋再沖水也是防範諾羅病毒的方法之一。

許多人提到諾羅病毒，就會想到牡蠣，使得牡蠣儼然成為主要元凶，殊不知最危險的感染源其實是感染者的嘔吐物與糞便，這才是諾羅病毒人傳人與流行疫情興起的主要因素。

在日本，東京車站與新宿車站經常是民眾交通往來的主要車站。然而站內公共廁所的配置猶如長蛇，不僅空氣流通性差，馬桶更是不附上蓋且水流激烈的型式。或許是為了節約水資源的緣故，洗手槽的水流量相當小，感覺上只能把手沖溼，實在很難好好把手沖洗乾淨。

令人擔心的情況還不只如此。旅客將未能充分沖洗乾淨的手指伸到烘乾機下方，讓機器將水滴吹散。這麼一來，沒有被沖洗掉的諾羅病毒等病原體不就也跟著飛散、懸浮到空中了嗎？

因此，雖然擁有豪華的設備、設計顯得美輪美奐的公共廁所是件好事，但是就防治傳染病的觀點來看，擁有通風良好的設備、水量充足的水龍頭、液體洗手劑，同時還能導入有效防範諾羅病毒的消毒方法，包含頻繁擦拭馬桶座或門把的清掃系統等，才是真正需要最優先被列入的基本配備。

說起來，諾羅病毒也算是文明病的一種。傳染病之所以會流行，關鍵不只在於病原體與人，必然也存在造成流行的環境等背景因素。

05 腸道出血性大腸桿菌感染症：食用絞肉要注意

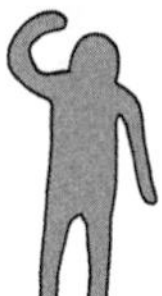

可怕的食物中毒事件

二〇一六年的冬天，日本發生冷凍炸肉排遭〇一五七型大腸桿菌汙染，導致集體感染的事件，這個消息震驚了許多日本主婦。大家從來沒有想過，冷凍食品也會造成食物中毒，更沒想到禍首竟然是會致死、令人聞之色變的〇一五七型大腸桿菌。

對於忙碌的主婦來說，冷凍食品真是經濟實惠又方便料理的烹飪好夥伴，具有價格便宜、容易保存的特點，是令人放心的食材。其實這算是刻板印象，要是在烹調冷凍食品上有所疏忽（例如中心部位沒有充分受熱），就會容易引發這一類的食物中毒事件。

人們首次見識到腸道出血性大腸桿菌的恐怖，是在一九八二年的美國。當時奧勒岡州與密西根州同時出現集體食物中毒事件，原因都是吃下同一家連鎖餐飲店的漢堡。檢驗後發現，四十七名患者的糞便都含有〇一五七型大腸桿菌。

大家都知道，漢堡肉是牛肉等肉類製成的絞肉。絞肉其實是很容易受到細菌汙染的肉品。所以和肉排一樣，漢堡肉也是中心部位必須充分受熱以後才能食用。由於遭受汙染的是連鎖餐飲店的食材，所以透過配銷流通而擴散成跨州的食物中毒事件。

極少數的〇一五七型大腸桿菌就能造成感染

感染〇一五七型大腸桿菌的原因，主要是食用了被汙染的生肉、飲品或食品。令人棘手的是，〇一五七型大腸桿菌的感染力非常強，只需五十個菌體即可致病。順帶一提，換做是沙門氏桿菌，則需要一百萬個菌株才能辦到。

由於〇一五七型大腸桿菌只需要極少量的菌株就能造成感染，而容易受到汙染的食材又是生肉，所以土壤或水等間接受到汙染的情況也會引發集體感染。

根據日本過去曾經發生過的集體感染事件，目前一般認為容易受到〇一五七型大腸桿菌汙染而導致感染的食品包含：牛肝、韃靼生牛肉、骰子牛肉、漢堡肉、烤牛肉，以及其他我們可能連想都沒想過的各式各樣牛肉料理。

此外，沙拉、生高麗菜、蘿蔔嬰、香瓜、醃製白菜、蕎麥冷麵、海鮮沾醬、井水等也容易遭到〇一五七型大腸桿菌的汙染。假如清洗蔬菜的水遭到汙染，也有可能成為感染源。另外，如果雙手處理過生肉而沾了菌，又接下去處理蔬菜或製作沙拉的話，也很有可能造成感染。而且那些菌也有可能附著在料理器具上。因此，不加熱就要食用的生菜沙拉應該安排最優先製作，之後再來料理肉類，這樣的流程安排能有助於減少食物遭到汙染的機會。

〇一五七型大腸桿菌造成集體中毒事件

二〇一四年的夏天，在靜岡縣安倍川煙火大會的會場中，露天攤販所販售的醃漬小黃瓜串，導致超過四百名民眾因感染〇一五七型大腸桿菌而中毒，其中有一百人住院，四人因併發溶血性尿毒症候群（稍後詳述）而發展成重症。據說，那天該攤販一共販賣了一千條小黃瓜。

至於因為井水遭到汙染而中毒的事件，則是發生在一九九〇年埼玉縣的一所幼兒園中。當時出現中毒症狀的人數眾多，全園一百八十二名學生中，有一百四十九名出現中毒症狀；十三名教職員中，有三名出現中毒症狀；學生家人共七百一十人中，有一百二十二人出現中毒症狀，另外加上四十五名其他人士，總計有三百一十九人遭到〇一五七型大腸桿菌感染，成為大規模集體中毒事件。

後來，還有兩名園生因不幸併發溶血性尿毒症候群而死亡。事後調查發現，是因幼兒園內馬桶水箱龜裂，導致汙水滲出而汙染井水所造成。儘管日本政府當時已經對井水使用有所規範及管理，還是發生了這樣不幸的悲劇。

一九九六年，大阪府堺市也曾發生小學伙食遭〇一五七型大腸桿菌汙染，而造成集體中毒的事件。當時中毒人數多達九千人以上，其中七百九十一人住院、一百二十一人併發溶血性尿毒症候群而發展成重症，並有三名學童死亡。

在那場規模之大，世界上幾乎沒有其他案例可以比擬堺市集體中毒的事件中，卻未能確認汙染源是何種食物。當外傳汙染源可能是蘿蔔嬰，因而造成蘿蔔嬰嚴重滯銷。當時為了化解無端遭指控而導致蘿蔔嬰滯銷的現象，時任厚生省大臣菅直人還特地公開吃蘿蔔嬰供媒體拍攝與報導。

而當時一名就讀一年級的女童，雖然有幸從併發的溶血性尿毒症候群中順利康復，然而，感染還是在她身上留下了後遺症，二〇一五年，她因為「腎血管性高血壓症」導致腦溢血而過世，享年僅二十五歲。

目前，感染腸道出血性大腸桿菌的人數，包含有症狀感染者，以及透過定期糞便檢查（餐飲店從業員調查或流行病學調查等）等發現的身上帶有病原菌卻沒有出現症狀的「無症狀帶菌者」，合計每年約有四千人。

在日本，〇一五七型大腸桿菌感染主要發生在夏季，發生地點遍及全日本各地，主要原因是烤肉或烹調肉類時未經充分加熱而造成，屬於經口感染。

目前日本每年都會傳出數十起併發溶血性尿毒症候群病例，而且一直都有死亡病例傳出。

腸道出血性大腸桿菌感染症的恐怖病況

大腸桿菌有多種類型，大部分是以正常菌叢型態經常存在於腸道中。但也有一些大腸桿菌帶有病原性。最為人所熟知的「腸道出血性大腸桿菌感染症」是〇一五七型，其他另有〇二六型、〇一一一型等不同血清型，都是會產生佛羅毒素（verotoxin，簡稱ＶＴ）的大腸桿菌。

〇一五七型大腸桿菌能共存於牛與其他動物的腸道中。遭到感染的牛隻，每一公克糞便中所含〇一五七型菌數，最多可達到一百萬個。一頭牛每天最多可排泄出的菌數，則可達到三百億個之多。

這些牛的糞便會汙染土壤，進而汙染農作物，使人類暴露於感染風險之中。因此，食用萵苣等生菜前，務必以流動的清水沖洗乾淨，這是避免感染的重要原則。

由於〇一五七型大腸桿菌並不會使牛隻發病，所以飼主無法得知是哪頭牛有遭到感染。處理食用牛肉時，如果劃破了牛腸，那麼牛腸裡的〇一五七型大腸桿菌就可能會附著在其他肉品的表面上，成為人類的感染源。

腸道出血性大腸桿菌通常是透過遭汙染的食品或飲水，進入人類的口中造成感染；而感染者所排泄糞便中帶有的桿菌，又可能經由接觸排泄物後未充分清潔的手，再度進入人類口中。棘手的是，這類腸道出血性大腸桿菌非常耐酸，可以在胃酸中存活下來而到達腸道，在腸道中分泌佛羅毒素，而這些毒素正是致病的元凶。

「腸道出血性大腸桿菌感染症」的潛伏期大約三～四天，之後會出現伴隨激烈腹痛的水便型腹瀉。激烈的腹痛會持續一陣子，接下來常會出現明顯的血便。而且血便中的血液成分會逐漸增加，糞便成分則會逐漸減少，最後變得幾乎都是血液。

必須特別注意的是，「腸道出血性大腸桿菌感染症」有時會出現併發症。例如若併發腦病變，會引起痙攣或意識障礙。若併發溶血性尿毒症候群，則會造成急性腎功能障礙。

依據病例報告統計，患者一旦併發溶血性尿毒症候群，致死率將提高到五％

以上。未滿五歲的幼童，尤其是併發溶血性尿毒症候群的高風險族群。先前提到大阪堺市的小學女童，就是在這樣的後遺症中度過漫長歲月，二十年後仍然不幸早逝。

在「腸道出血性大腸桿菌感染症」的治療照護上，日本厚生省建議給予抗生素治療。但也有研究指出抗生素無助於改善症狀，甚至可能造成惡化。因此台灣衛生福利部的建議是以支持療法為主，維持患者體內足夠水分，避免因嘔吐、腹瀉導致嚴重脫水而損害腎臟功能。

「腸道出血性大腸桿菌感染症」是可能引發嚴重併發症的恐怖傳染病，所以出現相關症狀時，千萬別當成是普通腹瀉而自行服藥，務必及早前往就醫診治。

健康的年輕人也難死神召喚

二〇一一年，日本富山縣一家燒烤連鎖店的生牛肉料理造成「腸道出血性大腸桿菌集體感染」事件，甚至有顧客因而死亡。細菌怕熱，所以肉類食材必須經過充分加熱以後才能安全食用。基於這一點，食用生牛肉自然是具有高度感染風險的行為。

在那次事件以後，牛肝也被驗出〇一五七型大腸桿菌，因此日本的《食品衛生法》在二〇一二年明文禁止販售或提供生食用途的生牛肝。其實不只牛肝，豬肝也是必須經過充分加熱後才能食用的食物。

不僅如此，就連醃漬食品、鮭魚子等，也都曾經造成集體感染腸道出血性大腸桿菌事件。因此可以這麼說，在現今發達的食品配銷流通系統下，市面上有些食品可能因為製作過程中稍有不慎，而造成不同區域的民眾同樣遭到感染的狀況，民眾於消費時得要多加留意。

另外必須注意的是，感染者在症狀消失後的四～五天之內，還是會排泄出大腸桿菌，因而成為感染源，所以上完廁所請務必徹底洗手。除此之外，在腹瀉後的幾天之內應避免進入泳池，在家洗澡時必須等家人洗完再洗，而且只能淋浴不能泡澡，並且避免與他人共用毛巾或浴巾。由於「腸道出血性大腸桿菌感染症」容易造成二次感染，因此提醒大家務必小心防範。

根據統計，約有八成的「腸道出血性大腸桿菌感染症」患者的年齡層在十五歲以下；嬰幼兒或高齡者是比較容易遭到感染且發展成重症的族群。儘管如此，還是曾有年輕又健康的民眾因為感染而死亡，所以它還是所有民眾都需要注意並避免的感染症。

養成良好生活習慣，降低感染風險

「腸道出血性大腸桿菌感染症」目前並沒有疫苗可以預防，只能藉由養成日常生活中良好的習慣，將食品充分加熱、徹底洗淨雙手、消毒調理器具等做為因應對策。

重要的是，出現症狀時不要自行判斷病情，也不要擅自服用止瀉藥，因為止瀉藥會造成毒素不易被排出體外。千萬不可輕忽症狀，一定要盡速前往醫療院所就診。

為什麼一定要盡速就醫呢？

以〇一五七型大腸桿菌為例，它完成分裂為兩個個體繁殖所需要的時間是三十分鐘，照這樣計算的話，十小時後就會有一百萬個以上的菌在大腸中分泌毒素。然而前面我們已經提過，〇一五七型大腸桿菌只需五十個菌體即可致病。

總之，「腸道出血性大腸桿菌感染症」是一種可能危及性命的恐怖傳染病，如果一有不適症狀，務必盡速前往醫療院所就診，平時也要養成正確的生活與飲食習慣，以降低感染的風險。

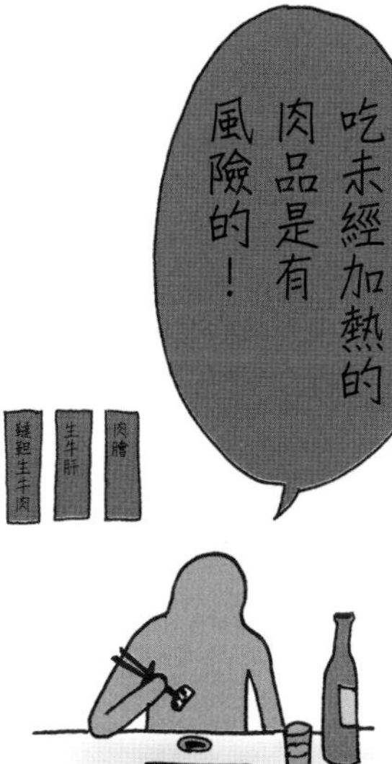
吃未經加熱的肉品是有風險的！
肉膾
生牛肝
韃靼生牛肉

結語

本書內容涵蓋諾羅病毒感染症、德國麻疹、〇一五七型大腸桿菌感染症、發熱伴血小板減少綜合症等日常生活可能遭遇的傳染病，到近年造成全球問題的伊波拉病毒感染、茲卡病毒感染症、中東呼吸症候群感染症，以及登革熱、瘧疾等重大傳染病。

另外，對於目前在日本的感染人數激增中的梅毒，讓身為先進國家的日本也淪為中度蔓延國家的結核病，以及由海外的感染者掀起日本國內流行疫情的麻疹，本書也有詳盡的介紹。

至於曾經造成無數人死亡，不僅打擊民眾的健康，更重擊了整體社會，堪稱為「改變歷史的傳染病」的鼠疫、霍亂、黃熱病與天花，本書也呈現人類過去曾經如何受到那些傳染病的凌遲，又如何與它們奮戰的歷史。

剛好在執筆寫作本書的期間，日本內閣府公布了對於南海海槽地震的模擬影片。模擬影片中災害畫面深深的震懾了我，讓我再次深刻感受建立「災害時傳染病防治對策」的重要性。有感於這項議題的急迫性，我也收錄了在災害時可能會面臨的重大傳染病：破傷風。

另外，就在同一時間，我讀到了高山直秀寫的《人類的狂犬病：遭人遺忘的傳染病》。狂犬病是一旦發病，幾乎所有患者都難逃死亡的恐怖傳染病。儘管它的發生地遍布全球一百五十個國家，但日本民眾對它的實際情形卻幾乎完全不了解。這使我萌生了一個念頭：一定要將這種恐怖的傳染病收進本書。

對於生活於現代的我們來說，其實有許多傳染病與我們的距離比想像中還要靠近。本書基於各種傳染病的現況，選擇收錄的是希望讀者能立即有所認識的恐怖傳染病，就是希望讀者能立刻心生警戒並妥善防範。

對於傳染病，假如能夠知道該如何預防或了解適當的應對方式，並且加以實踐，我們就有機會降低傳染病對於健康的危害。畢竟，擁有對於傳染病的知識，就等於提高從傳染病中存活的機會。

我期望自己對於傳染病的專業知識，能對民眾與社會多少產生一些貢獻，因而選擇接受寫作本書的任務。寫作，是日復一日的學思歷程，必須反覆從嘗試錯誤中學習，是一項需要忍耐樸素滋味的工作。儘管過程有時艱苦難熬，但每每想到若能將晦澀難懂的傳染病學理論，轉化為容易理解的知識，讓讀者能興味盎然的暢讀下去，就能幫助讀者守護自己的健康，盡可能減少傳染病的危害。想到這裡，總會讓我重新燃起滿滿的動力，努力繼續寫下去。因為，這正是我多年來日日從事研究工作，所期盼能夠達成的目標。

在此，我想由衷感謝PHP書籍編輯部的副編輯長田畑博文先生，在本書寫作期間給予莫大的協助。希望今後還有機會撰寫對讀者有幫助的好書，而我也會以此為目標繼續精進。最後，想要感謝耐心閱讀到最後的各位讀者，謝謝你們！

白鷗大學教授　岡田晴恵

特別附錄

新冠病毒肺炎疫情解說

二〇一九年十二月，中國湖北省武漢市爆發了新冠病毒肺炎（嚴重特殊傳染性肺炎）（COVID-19），並蔓延至全世界，日本也在二〇二〇年一月十五日確診第一名病患。根據美國約翰霍普金斯大學的統計，截至二〇二〇年九月十七日，全世界確診感染新冠病毒的病例已達三千零六萬人，死者超過九十四萬四千人，**其中又以美國、印度、巴西的病例最多。然而最近歐洲的確診數急遽增加，人們為此普遍感到擔心**。在北半球逐漸進入冬天的當下，許多國家已經進入警戒狀態，準備面對可能爆發的新一波大規模感染。

新冠病毒的潛伏期為一～十四日，潛伏期長是它的一大特徵，病患通常會在染病的五天後，開始出現發燒、強烈疲勞感等症狀，並在出現症狀的一週內維持像

感冒一樣的輕症，約有八成病患會痊癒。不過，剩下的兩成病患在這之後會出現咳嗽、喉嚨有痰、呼吸困難等肺炎症狀，而且症狀會持續惡化，甚至需要住院治療。若嚴重到需要使用人工呼吸器的話，有二～三％的致死率。根據目前所知，發病者大多為輕症，但老年人、孕婦、基礎疾病等病患得到重症的機率偏高，需特別注意。另外，也有研究報告指出，年輕患者會出現腦梗塞等血栓症狀。

感染新冠病毒的徵候包括嗅覺和味覺異常，大多數患者會出現暫時性的嗅覺或味覺障礙，所幸大部分患者不久後便會恢復，但也有一些患者會出現長期的嗅覺或味覺障礙。新冠病毒也可能從眼睛的黏膜組織「結膜」感染，所以日本眼科學會也正關注併發結膜炎的情況。另外，還有部分患者出現聽覺障礙、毛髮脫落等症狀。

目前認為，有症狀的患者在發病的前兩天到發病後的七～十天之間可能具有傳染力，此時在患者的血液、尿液、糞便內皆可檢驗出具感染性的病毒。糞便、尿液內的病毒可能會透過接觸傳染、飛沫傳染、氣溶膠傳染（由廁所、排水管、排氣管產生的氣溶膠）等途徑傳染給他人。另一方面，自始至終都沒有症狀的無症狀患者中，約有十%具傳染力。特別的是，許多兒童是沒有表現出症狀的亞臨床感染患者，但病例報告指出，這當中的兒童患者有一半以上會排出含有病毒的尿液或糞便。

與季節性流感相比，本次新冠病毒有以下特徵：

一、潛伏期更長。
二、可能從出現症狀的兩天前開始，會把病毒排出體外而成為感染源。
三、存在無症狀患者，他們也有可能會排出病毒並傳染給其他人。
四、病毒可在體外生存很長一段時間。
五、目前沒有針對新冠病毒的明確治療方法。
六、目前仍未有疫苗，所以比流行性感冒還要麻煩。

因為**「潛伏期長」**、**「會在潛伏期中傳染給他人」**、**「許多人被感染後不會出現**

症狀」、**「可在體外生存很長一段時間」**的緣故，新冠病毒在人們不注意之下迅速蔓延開來，使醫療、照護機構出現許多重症肺炎患者，因此相關單位需先準備好因應對策。其中，**擴大篩檢制度，積極尋找陽性感染者是必要措施**。

在冬季特別容易流行呼吸道傳染病，因此我們現在就應該要擬定對策，做好因應新冠病毒流行的準備。

二〇二〇年九月二十一日　岡田晴惠

快樂編輯室健康報

2020 年全世界爆發了新型冠狀病毒疫情，讓全人類深切意識到傳染病的嚴重性以及公共衛生的重要性。台灣社會過去歷經 SARS 疫情，對於冠狀病毒的侵襲深有感觸，我們邀請病毒專家施信如教授，從台灣讀者角度出發，撰文解析新冠病毒。

新冠病毒解析

歷史上有些傳染病確實使人類經歷了好幾次地獄，例如黑死病、天花，因為這些可怕的過去，讓我們聽到「傳染病」時，總會感到恐慌，然而我們若是足夠了解這些傳染病，知道如何打擊並預防它，我們便可以駕輕就熟的對抗傳染病了！而今，疫苗的發展已相當成熟，許多歷史上讓人不寒而慄的傳染病有了解決之道。你還記得自己小時候因為打疫苗哭得哇哇叫嗎？疫苗的重要在於，除了預防個人傳染病的感染外，還有預防群體傳染病的傳播。

冠狀病毒的突擊，蹦！

現在大家最關注的傳染病，就是冠狀病毒所造成的嚴重特殊傳染性肺炎（Covid-19，簡稱武漢肺炎）了！然而你知道這已經不是第一次冠狀病毒突擊人類了嗎？在 2003 年，嚴重急性呼吸道症候群 SARS 在亞洲許多地點開始爆發，那時台灣全體籠罩在恐慌的氛圍中，現在許多人應依舊記憶猶新。而 SARS-CoV 這種病毒就是造成 SARS 的罪魁禍首，SARS-CoV 是先感染蝙蝠，接著感染中間宿主果子狸，最後又跨宿主感染到人類的一種冠狀病毒。

由於冠狀病毒屬於 RNA 病毒，RNA 這種遺傳物質在遺傳過程中很容易發生突變，所以這種病毒的特性之一就是變化多端。目前人類還沒有生產出對抗冠狀病毒的疫苗，因此人類對這個冠狀病毒是沒有抵抗力的。在疫情爆發後，也因為沒有特效藥，所以主要採用呼吸治療、支持性療法，給予抗病毒藥物或是類固醇來抑制患者身體的發炎反應，提高患者存活率，最終 SARS 它造成了將近 10% 的死亡率。而 SARS 能平緩下來並且最後消失，必須歸於抑制 SARS 傳播的最有效方法——隔離，對於傳染病而言，這是首要且需嚴格執行的。

現在的武漢肺炎亦是一種新型冠狀病毒 SARS-Cov 2 所造成，它與 SARS-CoV 相同之處，都是從蝙蝠身上而來，不過不同的是中間宿主，可能是先寄宿在穿山甲身上，接著才傳染到人身上。

蝙蝠的種類高達一千多種，是哺乳類動物中第二多的，牠們身上所儲存的「病毒庫」可說是潛力無窮，病毒突變的型態更多，因此許多新型病毒由蝙蝠族群中「溢出」而感染到人類。武漢肺炎所造成的影響又比 SARS 要來得更嚴重些，主要是 SARS-CoV 2 在人傳人的傳染力要比 SARS-CoV 來得高出許多，這也使那些在疫情最初沒控制下來的國家，陷入一發不可收拾的情況。

目前武漢肺炎的治療方法也與當時 SARS 採用的方法相同，然而因為 SARS-CoV 2 感染人數眾多，因此疫苗以及治療藥物也都在如火如荼的進行中。我們的研究團隊也持續進行研究工作，目標是致力於發展對抗武漢肺炎的診斷方法、治療性抗體以及抗病毒藥物。目前成功分離出病毒株，可做為藥物測試的重要材料；也篩選 RNA 病毒的宿主細胞中對於病毒複製過程重要的細胞因子，結果發現一種蛋白質扮演重要角色，也進一步鑑定出兩種美國 FDA 核准藥物是以這種蛋白質為作用標的，可以降低 RNA 病毒的病毒量。

全人類的共體時期，不做無知的隊友！

Covid-19目前的死亡率約在3%左右，美國是最嚴重的國家之一。而台灣在SARS-CoV 2未爆發之際，便嚴格進行隔離以及全民衛教推廣，目前看起來成效還不錯。

作為聰明的傳染病抵抗者，當我們了解病毒的傳播方式後，我們便要做相應的提防。以SARS-CoV 2為例，研究指出它主要是以飛沫、接觸傳播，因此戴口罩、常洗手且不用髒手接觸口鼻是最基本的預防。而出現疑似症狀時，必定要做好隔離且通報，讓專業單位協助處理。

由於傳染病是全體人民所要一起面對的挑戰，倘若不顧及自己也會傷害到他人。因此當傳染病襲來，千萬不要做無知的隊友，請試著去了解此傳染病，明白了之後就不害怕，並且遵循專家所提出的意見，否則任何疏忽都可能變成無法回溯的過錯！

長庚大學新興病毒感染研究中心主任　**施信如**
長庚大學博士生　**韓憶茹**

快樂文化

參考文獻

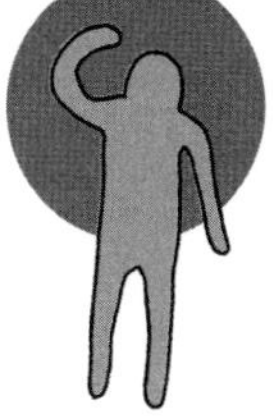

- 岡田晴恵 著《伊波拉病毒與人類：無盡的疫戰》ＰＨＰ研究所　二〇一四
- 加勒特（Laurie Garrett）著／山內一也 監譯《瘟疫即將來臨：失序世界中的新興疾病》河出書房新社　二〇〇〇
- 岡田晴恵、田代眞人 著《為疫情爆發做準備：新流感與嚴重急性呼吸道症候群》岩波書店　二〇一三
- 岡田晴恵 著《你該知道的傳染病：為二十一世紀全球大流行做好準備》筑摩書房　二〇一六
- 克魯夫（Paul de Kruif）著／秋元壽惠夫 譯《微生物獵手》岩波書店　一九八〇
- 強森（Steven Johnson）著／矢野真千子 譯《感染地圖：改變歷史的未知病原體》河出書房新社　二〇〇七
- 岡田晴恵 著《被傳染病驅動的世界史》筑摩書房　二〇〇六
- 立川昭二 著《疾病的社會史：探索文明與疾病的生成》岩波書店　二〇〇七
- 岡田晴恵 著《人類與傳染病》岩波書店　二〇〇四
- 髙山直秀 著《人類的狂犬病：被人遺忘的傳染病》（修訂新版）時空出版　二〇一五
- 海老澤功 著《破傷風》（第二版）日本醫事新報社　二〇〇五
- 岡田晴恵 著《校園傳染病對策》（改訂版）東山書房　二〇一九

BOOK REPUBLIC
讀書共和國
快樂文化
Happy Publishing House
有趣到睡不著
003

一定要知道的傳染病：資深防疫專家教你守護健康

作者：岡田晴惠／繪者：封面-山下以登、內頁-宇田川由美子
譯者：內文-黃郁婷、附錄-陳朕疆／審定：趙黛瑜
責任編輯：Comet編輯室／封面與版型設計：黃淑雅
內文排版：立全電腦印前排版有限公司

總編輯：黃文慧／編輯：許雅筑
行銷總監：祝子慧／行銷企劃：林彥伶、朱妍靜
印務：黃禮賢、李孟儒

社長：郭重興／發行人兼出版總監：曾大福
出版：快樂文化出版／遠足文化事業股份有限公司
FB粉絲團：https://www.facebook.com/Happyhappybooks/
發行：遠足文化事業股份有限公司／地址：231 新北市新店區民權路108-2 號 9 樓
電話：（02）2218-1417／傳真：（02）2218-1142
電郵：service@bookrep.com.tw／郵撥帳號：19504465
客服電話：0800-221-029／網址：www.bookrep.com.tw
法律顧問：華洋法律事務所蘇文生律師

印刷：成陽印刷股份有限公司／初版一刷：西元2020年11月／定價：380 元
ISBN：978-986-99532-1-4 (平裝)

國家圖書館出版品預行編目（CIP）資料

一定要知道的傳染病：資深防疫專家教你守護健康 / 岡田晴惠著；黃郁婷譯. -- 初版. -- 新北市：快樂文化出版：遠足文化發行, 2020.11
面； 公分
譯自：怖くて眠れなくなる感染症
ISBN 978-986-99532-1-4(平裝)
1.傳染性疾病防制
412.4 109016035